DE LA

TRACHÉOTOMIE PRÉVENTIVE

AVEC TAMPONNEMENT DU PHARYNX

DANS LES

OPÉRATIONS INTÉRESSANT LA BOUCHE ET LA CAVITÉ PHARYNGIENNE

PAR

137

Le Docteur V. CIVEL

Ancien interne lauréat des hopitaux de Paris
Lauréat de l'École de médecine de Nantes

PARIS

G. STEINHEIL, ÉDITEUR

2, RUE CASIMIR-DELAVIGNE, 2

1891

DE LA TRACHÉOTOMIE PRÉVENTIVE

AVEC TAMPONNEMENT DU PHARYNX

DANS

LES OPÉRATIONS INTÉRESSANT LA BOUCHE ET LA CAVITÉ PHARYNGIENNE

IMPRIMERIE LEMALE ET Cie, HAVRE

DE LA

TRACHÉOTOMIE PRÉVENTIVE

AVEC TAMPONNEMENT DU PHARYNX

DANS LES

OPÉRATIONS INTÉRESSANT LA BOUCHE ET LA CAVITÉ PHARYNGIENNE

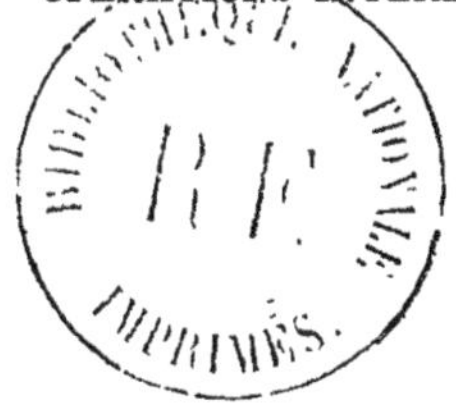

PAR

Le Docteur V. CIVEL

Ancien interne lauréat des hôpitaux de Paris
Lauréat de l'École de médecine de Nantes

PARIS

G. STEINHEIL, ÉDITEUR

2, RUE CASIMIR-DELAVIGNE, 2

1891

DE LA TRACHÉOTOMIE PRÉVENTIVE

AVEC TAMPONNEMENT DU PHARYNX

DANS

LES OPÉRATIONS INTÉRESSANT LA BOUCHE ET LA CAVITÉ PHARYNGIENNE

INTRODUCTION (1)

Il n'est personne, parmi ceux qui ont eu l'occasion d'assister à un certain nombre d'opérations pour tumeurs de la langue, des maxillaires ou du pharynx, qui n'ait été péniblement impressionné à la vue de pareilles interventions. La question de rapidité est ici capitale ; elle doit primer celle de la chloroformisation, de la douleur et de l'hémorrhagie et l'on serait parfois tenté de se demander si depuis A. Paré la chirurgie a fait quelque progrès. L'émotion qui envahit les assistants s'explique aisément et l'on comprend aussi le trouble qui s'empare quelquefois du chirurgien lui-même. « Si aguerri que l'on soit dit le professeur Verneuil (*Gaz. des hôp.*, 1879 ; 785) on n'entreprend pas sans y avoir beaucoup réfléchi une opération dans laquelle le malade peut rester entre les mains de l'opérateur. »

(1) Prière de consulter l'Index bibliographique pour les auteurs dont nous ne faisons que citer le nom sans l'accompagner d'aucune indication.

Cette phrase que nous venons de citer forme le préambule d'une clinique sur un cas de polype naso-pharyngien et nous pouvons assurer qu'elle n'est pas placée là sous forme de fleur de rhétorique. Il faut que le chirurgien ait des motifs bien puissants pour agir et ce n'est qu'après avoir mis en balance la gravité des symptômes et la gravité de l'opération qu'il se décide à intervenir.

Que l'on s'imagine les angoisses auxquelles il sera soumis pendant le cours des manœuvres opératoires!

Lorsque la tumeur fait saillie dans le pharynx il n'est pas rare, sous les premières influences de l'anesthésique, de voir la respiration déjà gênée s'embarrasser davantage. Les transes commencent déjà et pour le chirurgien et pour le malade. Que faire ? Les uns arrêtent là l'opération pour l'abandonner tout à fait ou pour la reprendre peut-être dans la suite en remplaçant le chloroforme par le chloral ou la morphine ; d'autres, et c'est le cas le plus fréquent, essayent d'obtenir une demi-anesthésie.

On place alors le malade la tête en bas suivant le conseil de Rose, ou bien on le tient dans une position demi-assise. Dès les premiers coups de bistouri celui-ci se réveille complètement. Il se débat et pousse des cris, mais ses plaintes sont bien inutiles ; d'autres soucis inquiètent l'opérateur. Le sang coule, il gagne le pharynx, il faut rapidement parer à une menace d'asphyxie. Vite des éponges, des tampons. Le chirurgien s'impatiente et peste, le personnel perd la tête et, au milieu de cet affolement général, le patient continue à exhaler sa douleur. Le chloroforme lui serait maintenant nuisible. On se contente de le calmer avec de bonnes paroles et si cela ne suffit pas des aides vigoureux sont prêts à faire *un peu de persuasion.*

Lorsqu'après bien des peines l'hémorrhagie a été enfin maîtrisée la partie n'est pas encore gagnée. La même scène se reproduira peut-être encore pendant lès autres temps de l'opération et l'on doit s'estimer heureux si elle se termine comme la première. Parfois, en effet, malgré toute la rapidité déployée, une hémorrhagie effrayante vient arrêter court les manœuvres. Le sang étouffe le malade, inonde la plaie, le pouls faiblit et la syncope est menaçante ; peu importe alors si la tumeur dépasse les limites que l'on s'était proposé d'atteindre. Il faut en finir. On tamponne la plaie et l'on reporte dans son lit le malade épuisé et sans réaction.

Que va devenir celui-ci, quelle sera sa destinée ? il guérit assez souvent malgré les souffrances qu'il a dû endurer, mais souvent aussi au bout de deux ou trois jours la plaie se met à suinter, à suppurer et de la bouche sortent alors des émanations parfois pestilentielles. Elles incommodent les voisins, elles incommodent le chirurgien, comment n'incommoderaient-elles pas le malade lui-même. Cet air que nous avons peine à respirer il l'aspire toute la journée à pleins poumons.

Aussi l'infection ne tarde-t-elle pas à apparaître le plus souvent sous forme de broncho-pneumonie, plus rarement sous forme d'infection générale.

Ce tableau si dramatique d'une grosse opération sur le pharynx que nous avons essayé de tracer n'a certes rien d'exagéré et nous pouvons nous appuyer sur la pratique des maîtres pour le démontrer.

Il nous a été donné d'assister plusieurs fois à de grosses opérations faites sur l'arrière-gorge par M. Péan. Personne ne contestera l'adresse, l'habileté, le sang-froid de ce chirurgien. Il possède ces qualités au plus haut point ; chez lui une résection de maxillaire ressemble presque à un escamotage. Et cependant, nous l'avons vu souvent dans ces cas, devenir nerveux, s'irriter, s'en prendre à ses aides et ce n'est qu'après l'achèvement de l'opération qu'il reprenait son calme habituel.

Quand les maîtres du bistouri arrivent ainsi à perdre un peu de leur sang-froid, que doit-il advenir des autres chirurgiens qui n'ont pas encore ou qui n'auront jamais leur dextérité ?

Plus tard, sans doute, lorsque le chirurgien vient communiquer son observation, il semblerait que l'opération a été pour lui un jeu. C'est qu'il a perdu le souvenir des émotions et des ennuis par lesquels il a dû passer. Aussi pour bien juger de la gravité, des difficultés et du danger de ces interventions, est-il nécessaire de saisir les faits sur le vif. On s'aperçoit alors que la satisfaction procurée par quelques succès cache souvent bien des déboires.

La nécessité pourrait en réalité excuser ces tentatives dangereuses empreintes souvent d'un caractère de brutalité et de sauvagerie. Il vaut encore mieux essayer de sauver un malade en lui faisant courir des risques très sérieux, plutôt que de le laisser mourir d'inanition ou d'asphyxie. Mais à notre avis cette nécessité est loin de s'imposer et nous croyons que même les opérations sur le pharynx peuvent se régler aussi bien que toute autre intervention.

Il est en effet un procédé qui permet d'éviter la plus grande partie des inconvénients qui leur sont inhérents, un procédé qui permet au malade de bénéficier de l'anesthésie, au chirurgien de faire l'hémostase et de voir clairement ce qu'il fait, à la plaie de guérir sans infecter le malade. C'est le procédé du tamponnement des voies respiratoires. Grâce à lui on peut faire rentrer dans le cadre ordinaire une catégorie d'opérations rangée tout à fait à part.

Cette méthode a reçu sa pleine consécration à l'étranger où on l'emploie depuis plus de vingt ans déjà. En Allemagne, en Amérique, en Angleterre, elle est devenue aujourd'hui d'un usage courant. Tous ceux qui l'ont vu pratiquer l'ont adoptée et se sont montrés pleinement satisfaits. En France, au contraire, elle n'a guère trouvé que des adversaires, malgré les tentatives faites par Redon et Monod pour l'implanter chez nous.

Cet ostracisme dont nous l'avons frappée ne nous paraît pas justifié, du moins si nous en jugeons d'après l'opinion personnelle que nous avons pu nous faire sur cette question. Pendant le cours de notre internat, nous avons vu, à différentes reprises, appliquer cette méthode dans les cliniques étrangères et elle a toujours été couronnée de succès et suivie des meilleurs résultats. Nous avons été, à vrai dire, un peu surpris quand nous l'avons vu employer pour la première fois chez le professeur Socin, à Bâle, dans un cas de résection partielle du maxillaire supérieur. L'hémorrhagie était peu abondante et le traumatisme que devait déterminer la trachéotomie préventive nous paraissait exagéré par rapport au danger qu'aurait couru le malade sans elle. M. Socin essaya de dissiper nos craintes. « Autrefois, nous dit-il, quand on m'a parlé de la canule de Trendelenburg, j'ai manifesté une certaine répulsion avant de m'en servir. J'étais habitué comme vous, à Paris, à *subtiliser* les maxillaires ; mais j'ai essayé et je suis maintenant pleinement convaincu de ses avantages. Je suis persuadé qu'après votre voyage en Allemagne, vous modifierez aussi vos idées comme j'ai modifié les miennes. » A Berne, le tamponnement était encore plus courant qu'à Bâle.

Plus tard, à Vienne, nous avons pu constater les résultats obtenus avec la trachéotomie préliminaire dans les résections totales de la langue. Chez Schede, à Hambourg, chez Trendeenburg, à Bonn, nous avons vu renouveler cette pratique. A Londres, à Édimbourg, la méthode jouissait aussi d'une grande faveur. Nous sommes revenu de nos différents voyages à l'étranger, séduit par les avantages de la trachéotomie préventive, et persuadé que nous avions tort de nous montrer réfractaires. Elle mérite de tenir dans notre arsenal chirurgical une plus grande place que celle qu'elle a occupée jusqu'à ce jour, elle mérite d'être réhabilitée. Cette méthode nous paraît non seulement utile, mais encore indispensable dans un grand nombre de cas. Nous avons vu dans les hôpitaux un certain nombre de malades que l'on aurait pu opérer en recourant à son aide et que l'on a abandonnés à leur sort. Un cas de polype naso-pharyngien nous a surtout frappé. La tumeur était volumineuse, remplissait le pharynx. Elle gênait la respiration et saignait avec la plus grande facilité. Quatre chirurgiens ont examiné le malade, et tous les quatre ont différé l'opération. Un cinquième a bien voulu faire la trachéotomie et le polype a été enlevé avec la plus grande aisance par la voie buccale. Dans ce cas, au moins, le procédé s'est montré d'une utilité très appréciable, et nous pourrions citer quelques autres faits analogues.

HISTORIQUE

L'idée de pratiquer la trachéotomie dans les opérations sur les maxillaires, la bouche et le pharynx n'est pas encore très ancienne. C'est à Charles Bell, de Londres, qu'il faut faire remonter le mérite d'avoir commencé à en poser l'indication. Dans des leçons cliniques sur la laryngotomie publiées dans *The London med. Gaz.*, nov. 1829, il recommanda la bronchotomie pour les polypes durs et volumineux implantés à la partie supérieure du pharynx et descendant jusqu'à l'épiglotte. « Il doit être difficile, dit-il, de les opérer si on ne commence pas par fendre la membrane crico-thyroïdienne, pour entretenir la liberté de la respiration pendant l'opération et jusqu'à la chute de la ligature. » Marjolin le père, à qui nous empruntons ce renseignement (*Dict. en 30 vol., art. Bronchotomie*), cite cette nouvelle indication pour la trachéotomie sans l'accompagner de commentaires. Il paraît vouloir laisser à l'auteur la responsabilité de son opinion. Quelques dictionnaires répétèrent dans la suite la notice de Marjolin et le silence se fit. On continua comme par le passé à ouvrir la trachée pour les corps étrangers obstruant les voies aériennes, suivant en cela une pratique déjà ancienne puisque Habicot en 1620 y eut recours dans un cas de suffocation causée par un corps étranger du pharynx.

Personne ne cherchait à étendre cette indication. Les chirurgiens étaient bien obligés de trachéotomiser de temps en temps pour des opérations pratiquées sur la langue ou le pharynx, mais ils ne le faisaient que pour parer à une menace d'asphyxie survenant après l'opération.

Redon rapporte dans sa thèse sur la Bronchotomie, 1878, que le professeur Lallemand dans un cas de résection du corps du maxillaire inférieur fut obligé un jour de faire la bronchotomie pour éviter l'asphyxie due à la rétraction musculaire de la langue.

Blandin, en 1848 (*Union médicale*) agit de la même façon dans un cas de polype naso-pharyngien. A la suite de la ligature du pédicule de la tumeur il vit apparaître au cinquième jour des accidents de suffocation. Vers le huitième jour ceux-ci devinrent tellement menaçants que l'ouverture de la trachée fut jugée nécessaire. La suffocation cessa aussitôt et deux jours plus tard, grâce à la canule qu'il avait laissée dans la trachée, Blandin put extraire le polype avec des pinces.

Ces accès de suffocation à la suite de l'application du serre-nœud sur le pédicule des polypes naso-pharyngiens étaient bien connus.

Moulinié (*Arch. de méd.*, 1844) eut un cas de mort de cette façon.

Dubois raconte qu'un homme sur lequel la ligature d'un polype naso-pharyngien avait été faite, fut trouvé mort dans son lit quelques jours après.

La tumeur dont le pédicule était sectionné était venue obstruer le pharynx (*Th. de Redon*).

Pareil malheur faillit arriver à Lisfranc et le malade ne guérit que par suite de l'extraction immédiate du corps étranger.

Lenoir, dans sa thèse sur la Bronchotomie (*concours pour la chaire de médecine opératoire*, 1841), cite aussi un cas de mort qu'il avait observé, étant interne à l'Hôtel-Dieu. Un polype du pharynx précédemment lié tomba sur l'ouverture du larynx et détermina la suffocation.

Dolbeau fut de même contraint de faire la trachéotomie chez

un malade auquel il avait extirpé la langue quelques heures auparavant (Després, Clinique sur le cancer de la langue *Gaz. des hôp.*, 1880).

Tous ces faits n'ont aucun rapport avec la trachéotomie préventive. Lenoir l'indique lui-même, « les polypes naso-pharyngiens, dit-il, affectant dans leur développement une marche lente et leur situation étant facilement accessible au chirurgien, il est difficile qu'ils puissent menacer les malades d'une asphyxie assez rapide pour exiger la bronchotomie. L'observation citée par Boerhaave d'un malade qui fut suffoqué au moment où le chirurgien allait lui extirper une tumeur de cette nature est peut-être le seul fait de ce genre dans la science ».

Ehrman, de Strasbourg, fit cependant faire un pas à la question en conseillant la trachéotomie pour l'extirpation des polypes du larynx, mais il faut arriver en réalité à trente ans de nous et même moins pour voir appliquer la trachéotomie préventive dans les tumeurs du pharynx.

En 1864 Debrou, d'Orléans, en communiqua une observation à la Société de chirurgie. Il s'agissait d'un homme de 57 ans, qui depuis six mois se plaignait d'éprouver une gêne croissante pour parler, pour avaler et même pour marcher un peu vite. Il n'avait pas d'accès de suffocation et cependant son teint bleuâtre accusait la difficulté continue de la respiration. A l'examen on ne voyait rien à l'extérieur, mais au fond du gosier on apercevait pendant les mouvements de déglutition une tumeur arrondie de la grosseur d'une noix. Elle pouvait être saisie avec une pince de Museux. La base d'implantation devait être large, mais elle ne pouvait être déterminée même par le laryngoscope. Pour extraire ce polype, Debrou fit d'abord la pharyngotomie sous-hyoïdienne, mais, quand il voulut attirer la tumeur au dehors par la plaie du cou il y eut de telles menaces d'asphyxie, qu'il pratiqua la laryngotomie thyroïdienne. Il vit alors que la tumeur s'insérait par une large base dans tout l'espace compris entre le ligament aryténo-épiglottique droit et la corde vocale inférieure du même côté; elle était grosse à peu près comme un œuf de poule. L'anse d'un écraseur fut passée autour de sa base, la section ne dura pas moins de quarante-cinq minutes ; pendant ce temps la respiration ne fut pas gênée et il ne tomba pas une seule goutte de sang dans la trachée. Craignant après l'opération que des accidents d'asphyxie ne surviennent par suite de l'inflammation et du gonflement du larynx, Debrou sectionna les trois premiers anneaux de la trachée et plaça une canule.

Sept jours après l'opération le malade mourait avec de la fièvre, un peu de délire et des accidents thoraciques. On trouva à l'autopsie de petits abcès surtout à la base des deux poumons. Pas de gonflement inflammatoire du larynx.

Cette observation est une des premières ayant trait à la trachéotomie dans les opérations sur le pharynx. Malheureusement le malade mourut et Debrou lui-même accusa la trachéotomie d'avoir été cause de la mort.

Cette tentative condamnée par son auteur même ne pouvait guère encourager les chirurgiens qui auraient pu la renouveler.

Peu à peu cependant la question de la trachéotomie préventive se posa plus nettement au fur et à mesure que les chirurgiens devenaient plus hardis tout en restant soucieux du salut de leurs malades.

Le 29 juin 1870, M. le professeur Verneuil vint présenter à la Société de chirurgie une observation intéressante pour notre sujet. Chez un malade porteur d'un polype naso-pharyngien volumineux remplissant le pharynx et envoyant des prolongements dans la fosse nasale gauche, le sinus maxillaire, l'orbite, la fente ptérygoïdienne, il s'était décidé à recourir à la méthode sanglante et à pratiquer la résection du maxillaire supérieur pour enlever la tumeur. Le sang coula abondamment pendant l'opération, le malade eut une syncope et mourut sur la table où on l'opérait. MM. Sée, Liégeois, Forget et M. Verneuil lui-même admirent que la mort avait été déterminée par l'entrée du sang dans les voies respiratoires. Dans le cours de la discussion Demarquay rappela un cas analogue où son maître Blandin fit la trachéotomie et il déclara qu'en pareille circonstance il serait assez partisan de suivre cette pratique. M. Verneuil ne fit pas d'objection. Pour lui, et c'est aussi l'opinion de Giraldès, l'hémorrhagie constitue le danger le plus redoutable dans les opérations pour polypes naso-pharyngiens, Elle est rendue presque inévitable par la structure même de la tumeur. La vie est menacée par la syncope et l'anémie subite d'une part, et de l'autre par l'introduction du sang dans les voies aériennes. Il sait que des Allemands, Nussbaum et Trendelenburg, ont conseillé, pour éviter ces complications, le tamponnement des voies respiratoires.

Les Allemands, en effet, avaient reconnu l'importance de la trachéotomie préventive. Ils avaient apprécié la sécurité qu'elle donne au chirurgien et depuis quelque temps ils commençaient à la faire entrer dans leur pratique. Billroth (*Arch. de Langenbeck*, 4 fév. 1867) dans un cas de résection du maxillaire supérieur, pour ostéo-fibrome, eut à reconnaître les avantages qu'elle présente. L'ablation de la tumeur donna naissance à une hémorrhagie très abondante. La malade cessa de respirer. On introduisit un tube dans la trachée, mais l'air ne pénétra pas. Billroth fit alors la trachéotomie et retira un caillot sanguin qui devait avoir pénétré jusqu'à la bifurcation des bronches. La respiration reparut. Il continua l'opération, d'où nouvelle hémorrhagie et nouvel arrêt de la respiration. L'insufflation d'air ramena la malade à la vie. L'hémorrhagie ne cessant pas, il cautérisa au fer rouge la surface de la plaie.

Pendant ce temps il existait toujours des menaces de syncope et la malade ne revint à elle que quatre heures après la fin de l'opération.

Elle mourut le treizième jour.

Cette observation démontre l'utilité absolue de la trachéotomie dans certains cas.

Nussbaum de son côté en 1869 crut devoir, dans un cas de résection du maxillaire supérieur, pour sarcome, faire usage de la trachéotomie préliminaire à cause de l'abondance de l'hémorrhagie et des menaces de syncope qui l'accompagnèrent. Plus avisé que Billroth, il tamponna le pharynx à l'aide d'une compresse huilée pliée en plusieurs doubles de façon à obtenir l'occlusion parfaite des voies respiratoires. L'excellent résultat qu'il obtint l'engagea à préconiser chaudement cette méthode. Grâce au perfectionnement qu'il y avait apporté, elle était en effet capable de rendre de grands services.

En 1870, dans un mémoire sur la pharyngotomie sous-hyoïdienne, Langenbeck rapporta à son tour deux observations personnelles d'extirpation de tumeur du pharynx avec emploi de la trachéotomie. La première opération fut faite le 4 juillet 1862 pour une tumeur remplissant presque complètement le fond du pharynx et paraissant appartenir à la paroi droite. Langenbeck pratiqua la pharyngotomie suivant la méthode préconisée par Vidal de Cassis et décrite par Malgaigne. Les accès de suffocation l'obligèrent à placer une canule dans la trachée. Il aspira ensuite à l'aide d'une sonde le sang qui avait pénétré dans les bronches et la respiration reprit sa liberté. Il sectionna la tumeur au thermocautère, ce qui n'empêcha pas l'hémorrhagie d'être assez abondante, pour nécessiter le placement de vingt-cinq ligatures. La canule fut laissée en place pendant vingt-quatre heures. Le lendemain le malade mourut après avoir présenté de l'agitation et des troubles respiratoires. L'autopsie fit constater des lésions dans les poumons.

La seconde opération fut pratiquée le 11 août 1869 chez une malade de 50 ans pour une tumeur fibreuse remplissant comme dans le cas précédent le fond du pharynx et paraissant avoir son point d'insertion sur l'épiglotte. On ne pouvait atteindre sa limite inférieure et l'examen laryngoscopique était impossible. Langenbeck fit la pharyngotomie sous-hyoïdienne, mais guidé par son expérience antérieure, il résolut de placer d'emblée une canule dans la trachée pour éviter les accès de suffocation occasionnés soit par la pression de la tumeur sur l'orifice supérieur du larynx (cas de Debrou, 1864), soit par l'abondance de l'hémorrhagie (cas de Follin, 1863; cas de Langenbeck, 1862).

La tumeur avait son point d'insertion sur le ligament aryténo-épiglottique gauche. Son extraction détermina une hémorrhagie assez forte que le tamponnement arrêta cependant avec facilité. L'opération terminée la plaie fut suturée et la canule laissée en place.

La réaction opératoire fut modérée; pendant les huit premiers jours la malade présenta des signes de catarrhe bronchique. La canule fut retirée le 23e jour. Pendant tout ce temps on fut obligé d'avoir recours à la sonde parce que les aliments, surtout les aliments liquides, pénétraient dans la trachée pendant la déglutition.

Le 17 septembre 1869 la malade sortit guérie.

Cette observation ne manque pas d'intérêt, surtout en ce qui concerne les suites opératoires. Langenbeck insiste tout particulièrement sur la pénétration de particules alimentaires dans les voies respiratoires. Comme on savait déjà que les corps étrangers de la trachée peuvent être la cause d'accidents bronchitiques et pulmonaires, la constatation de ce fait avait une certaine importance. Il fallait à tout prix trouver un perfectionnement qui permît d'isoler complètement les bronches du pharynx. C'est vers ce but que se dirigèrent les efforts de Trendelenburg, alors assistant de Langenbeck. Celui-ci, après s'être assuré par de nombreuses expériences sur les animaux de l'innocuité de la méthode, vint proposer en 1870 de pratiquer le tamponnement de la trachée à l'aide d'un ballon de caoutchouc dans les opérations sanglantes sur le larynx, la bouche, les maxillaires et le pharynx ; il avança même que l'indication peut être étendue au croup. Grâce à la fermeture hermétique que l'on peut ainsi obtenir, on se met à l'abri de l'asphyxie et de la pneumonie.

Ce procédé était séduisant. Au moment où il publia sa note en 1870, Trendelenburg l'avait déjà employé dans quelques cas de diphtérie avec croup et une fois dans un cas de résection du maxillaire supérieur. En 1871, Langenbeck en fit deux fois usage : une première fois, le 23 novembre, pour un gros fibrome du volume du poing développé aux dépens du maxillaire supérieur. La malade sortit guérie le 14 janvier 1872 et munie d'un appareil prothétique ; une seconde fois pour un carcinome du maxillaire supérieur droit. Le 19 décembre, il réséqua le maxillaire malade. L'opéré mourut le surlendemain. A l'autopsie on constata un œdème modéré des poumons, mais pas de pneumonie. Le tissu cellulaire du cou, les gaines musculaires et les gaines vasculaires étaient infiltrés.

En 1872, Langenbeck continua les essais de la méthode. Il réséqua six fois le maxillaire supérieur pour tumeur. Il présenta quelques-unes de ces observations au premier congrès des chirurgiens allemands et Trendelenburg les réunit toutes dans un mémoire qu'il publia en 1873. Ce mémoire constitue la première œuvre importante qui ait été fournie sur la trachéotomie préliminaire. Outre les considérations sur le tamponnement de la trachée, il contient huit observations de résection du maxillaire supérieur pour tumeur de cet os, avec six guérisons et deux insuccès, plus une observation de pharyngectomie pour un sarcome cellulaire du pharynx. Le malade mourut.

Ces résultats étaient tout à fait satisfaisants pour l'époque et la méthode qui les avait procurés attira fortement l'attention. Les chirurgiens qui avaient assisté aux cliniques de Langenbeck l'adoptèrent aussitôt, si bien qu'à la fin de son travail Trendelenburg peut signaler 25 à 30 observations analogues aux siennes et dues à Petersen, Schmidt, Simon, Kœnig, Bergman, Schœnborn, Hueter.

Les observations se multiplient tous les jours.

Paul Kans fait du tamponnement de la trachée l'objet de sa thèse inaugurale (*Th. de Greifswald*, 1873).

Rosenbach, l'assistant de Baum, relate en 1875 un cas de sarcome du pharynx opéré avec succès par la pharyngotomie sous-hyoïdienne avec tamponnement préalable de la trachée.

H. Braun, l'assistant de Simon, communique un cas de résection double des maxillaires supérieurs. L'opération dura quatre heures et le malade perdit beaucoup de sang ; malgré cela, il n'y eut presque pas de réaction générale dans la suite et le résultat fut des plus heureux.

Burow eut aussi un succès en s'aidant du tamponnement de la trachée pour extirper un sarcome de l'épiglotte (1877).

Busch, de Bonn, rapporte un cas très intéressant de lipome lobulé rétro-pharyngien qu'il put extirper par la voie buccale, grâce à la trachéotomie préventive.

Dégagés de toute crainte d'asphyxie et protégés mieux que par le passé contre la pneumonie septique, les opérateurs devenaient, comme on le voit, très audacieux.

En 1879, au VIII° congrès de la Société allemande de chirurgie, tenu à Berlin le 16 avril, Langenbeck vint présenter trois observations de résection du pharynx pour cancer (*Arch. für klin. Chir.*, 1879, 824, vol. XXIV). Deux de ses malades moururent de broncho-pneumonie et le troisième d'hémorrhagie. Malgré ces insuccès, il jugea que l'opération est justifiée, car il suffit d'arriver à remédier à l'infection pulmonaire, qui est la grande complication à craindre à la suite de l'opération, pour obtenir de bons résultats. Billroth, Kolaczek, Gussenbauer, Fischer de Breslau, Genzmer, Thiersch, partagèrent cet avis et produisirent même quelques observations d'extirpation du pharynx où le résultat fut très favorable.

Un an après parut le travail de Kocher, de Berne, sur le traitement radical du cancer. On peut dire qu'il a fait époque. Comprenant mieux l'antisepsie que la plupart de ses contemporains et la pratiquant mieux aussi, Kocher rapporte des résultats inconnus jusqu'alors. Sur cinq cas de pharyngectomie pour cancer, il n'avait qu'un seul décès imputable à l'opération, de même onze cas de résection de la langue pour cancer ne lui ont donné qu'un seul insuccès et encore l'attribue-t-il plutôt au mauvais fonctionnement de la canule de Trendelenburg. En somme, la méthode rationnelle que suit l'auteur pendant et après l'opération, rend facilement compte des succès obtenus et la conviction que communique la lecture de ce mémoire fit disparaître bien des préventions contre la trachéotomie préventive.

Nous n'insisterons pas maintenant sur les nombreuses observations d'opérations avec trachéotomie préliminaire, publiées en Allemagne.

Nous nous bornerons à citer les noms de Langenbuch : laryngotomie sous-hyoïdienne, in *Berl. klin. Wochen.*, p. 63, 1880; de Landerer : ueber extirpation des larynx und pharynx, in

Deutsche Zeit. für Chir., vol. 16, p. 149, 170, 1880; de C. Weil: tumeur du pharynx extirpée par la pharyngotomie, in *Zeitschrift für Heilkunde*, vol. II, p. 6, 1881 ; d'Israël : extirpation du pharynx atteint de cancer, in *Berl. klin. Wochen.*, 29 octobre 1883. Toutes ces observations se ressemblent à notre point de vue, elles témoignent surtout des hardiesses auxquelles purent se livrer les chirurgiens grâce au tamponnement des voies respiratoires.

En 1883, au XIIe congrès des chirurgiens allemands, Michael de Hambourg ouvrit de nouveau la discussion sur le tamponnement de la trachée. Il présentait un nouveau modèle de canule-tampon qu'il considérait comme bien supérieur à celui de Trendelenburg. Schede, Lauenstein, Leisrink, Prätorius l'avaient employé bien des fois et toujours avec le plus grand succès.

Langenbuch proposa aussi un mode de tamponnement spécial.

En 1885, Axel Iversen communiqua à la Société de médecine de Copenhague une série de neuf cas de pharyngotomies faites à l'aide de la trachéotomie préliminaire.

En 1886, Mikulicz traita dans le *Deutsche Med. Wochen.*, p. 157, la question de la pharyngotomie. Il conseille dans ce cas de faire comme opération adjuvante la trachéotomie. Il revient ainsi sur une opinion contraire qu'il avait formulée deux ans auparavant.

En 1888, Jean Palmie, l'assistant de Hahn, fit paraître un mémoire important sur le tamponnement de la trachée à l'aide de la canule recouverte d'éponge pressée. Pour prouver la supériorité de cette canule due à l'invention de Hahn, il donne à l'appui le résumé très sommaire de 48 opérations dont 25 intéressent notre sujet.

Aujourd'hui la trachéotomie préliminaire est devenue d'un

emploi courant en Allemagne ainsi qu'on peut s'en assurer en fréquentant les cliniques de ce pays, et l'on ne se donne plus la peine de publier les cas, à moins qu'ils ne présentent un certain intérêt en dehors de la trachéotomie.

Tous les traités de pathologie allemands vantent ses avantages et conseillent de s'en servir dans des cas déterminés. « Nous devons, dit Kœnig (*Pathol. ext.*, trad. franç., tome I, page 836), attacher une importance considérable au procédé employé presque en même temps par Nussbaum et Trendelenburg et qui consiste à faire la trachéotomie comme acte préliminaire dans certaines opérations qui, pour le cas où le malade est chloroformé, donnent facilement lieu à un écoulement de sang dans la trachée et à des phénomènes graves d'asphyxie. Nous avons déjà eu maintes fois l'occasion, dans le cours de notre ouvrage, de conseiller cette méthode pour les opérations dans lesquelles le sang s'écoule dans le pharynx ou directement dans le larynx, par exemple les résections du maxillaire, l'extirpation sanglante des polypes naso-pharyngiens, l'ablation des tumeurs du pharynx.

Cette méthode constitue un progrès considérable en raison de la sécurité qu'elle donne au chirurgien qui entreprend de pareilles opérations. »

Lobker (*Traité de méd. opérat.*, trad. franç.) parle dans le même sens et exprime les mêmes idées.

Nous avons tenu à exposer jusqu'au bout l'histoire de la trachéotomie préliminaire en Allemagne parce que c'est là qu'elle a été le plus employée, mais l'étude des progrès de la méthode en Angleterre et en Amérique, par suite des modifications plus pratiques qu'on a su lui imprimer, présente pour nous un intérêt plus grand encore.

Une des premières observations de trachéotomie préliminaire publiées en Angleterre appartient à A. Underhill (*Brit.*

Med. Journ., mars 1875). Chez un enfant de 14 ans, affaibli par des hémorrhagies répétées, gêné dans la déglutition et la respiration et présentant des polypes nombreux et volumineux de l'arrière-cavité des fosses nasales, Underhill résolut de faire la résection du maxillaire supérieur avec trachéotomie préalable. Comme l'enfant était trop faible pour supporter une grosse opération, il procéda en deux temps. Il pratiqua d'abord la trachéotomie et quinze jours après lorsque le malade eut repris des forces il fit l'opération fondamentale. Le résultat ne fut pas heureux, l'opéré mourut sept heures après.

Presque à la même époque Lewis Pilcher (*New York. Med. Journ.*, 19 octobre 1875) rapportait une observation de résection du maxillaire supérieur précédée de trachéotomie. Il ajoutait quelques remarques sur l'utilité du tamponnement des voies respiratoires dans les cas de ce genre, sur la simplification qu'elle apporte à cette sorte de chirurgie. Warren Green et Jos L. Little avaient comme lui adopté cette pratique.

L. Ratton relata aussi (*Lancet*, vol. II, p. 648, 1877) un cas de tumeur maligne de la narine gauche avec envahissement de la voûte palatine et pour laquelle il fit le tamponnement du pharynx avant de pratiquer la résection partielle du maxillaire supérieur. L'opéré mourut dans la suite.

En 1879, le 28 mars, Barker communique à la Société clinique de Londres une observation de résection de la langue pour cancer avec emploi de la trachéotomie préventive. La même année, il ajoute à sa première observation deux observations nouvelles et dans la *Lancet*, vol. II, p. 269, 1879, il développe les considérations qu'il avait déjà présentées au sujet du tamponnement des voies respiratoires. Pour lui ce tamponnement est utile dans les résections de la langue, car il permet d'éviter l'entrée du sang dans la trachée pendant le cours de l'opération et il met à l'abri de l'infection pulmonaire qui emporte la plus grande partie des malades après l'opération. Le premier danger qu'il signale n'est pas un danger illusoire, il connaît deux cas où les malades moururent par obstruction des voies respiratoires par le sang et il sait que d'autres cas analogues ont été publiés. Quant à l'infection pulmonaire, il montre par des relevés du registre d'autopsie de University College combien elle est fréquente. La trachéotomie préliminaire nous défend contre ces complications. C'est d'après lui une opération des plus simples et on peut la considérer comme un des plus grands secours fournis par la chirurgie moderne.

En 1883 la question de la trachéotomie préliminaire fut portée devant la Société de chirurgie de New-York, par Mac Burney qui fit en sa faveur un long plaidoyer. Il a vu mourir sur la table d'opération par suite de l'entrée du sang dans la trachée un malade auquel on voulait extirper un cancer du maxillaire supérieur, et il sait combien sont nombreux les cas où la trachéotomie faite après coup a pu seule sauver les malades d'une mort certaine. Aussi engage-t-il à y recourir d'emblée. Il a suivi trois fois cette pratique et il s'en est bien trouvé. Post rapporte dans le courant de la discussion trois cas personnels, Peters trois cas, W. Bull quatre, Gerster un, ainsi que Sands. Aucun des membres présents ne fit d'objection contre la trachéotomie préventive excepté Markoe, le président ; tous les orateurs qui se sont succédé n'ont fait que vanter la méthode. Mais ce qui fait l'intérêt de cette discussion ce n'est pas tant la faveur avec laquelle l'opération fut accueillie ou le nombre de cas rapportés que la façon de faire conseillée par les divers opérateurs. Tous font le procès de la canule-tampon de Trendelenburg, ils ne lui reconnaissent que des défauts. Nous aurons dans la suite occasion de revenir sur ce point.

Nous ne ferons maintenant que signaler les noms des autres auteurs qui ont apporté leur contingent d'observations pour servir à l'histoire de la trachéotomie préventive. Nous citerons les noms deHowe, Maunder, Cheever, 1878, 1882, 1890 ; Bull 1883, Wheeler 1884, Stimson 1884, W. Grant 1886, Weir 1886, Annandale 1887, Lange 1887, 1891, Charters Symonds 1888, Jacobson 1888, Mac Leod 1889, H. Lediard 1891, James Wilson (voir Bibliographie). La lecture des observations nous indique clairement que sans la trachéotomie préalable le plus grand nombre des opérations n'aurait pu être pratiqué.

Si maintenant nous cherchons des renseignements dans les auteurs classiques anglais, nous voyons qu'ils sont tous partisans de la trachéotomie préliminaire.

Erichsen conseille de l'employer (Science and art of Surgery, vol. II).

Barker dit que son expérience personnelle lui permet d'en parler avec la plus grande faveur. Il n'a jamais eu qu'à s'en louer dans les différents cas où il en a fait usage (*Manual of surg. operat.* London, 1887, p. 227, et *System of surgery* de Holmes).

Dans l'encyclopédie américaine récemment parue à New-York et intitulée : Reference Handbook of the med. sciences, elle est aussi chaudement recommandée (voir articles *Tongue*, *Tonsils*, *Pharynx*, *Jaws*, *Tracheotomy*).

Ch. Heath la conseille de même dans l'encyclopédie internationale de chirurgie (art. Cancer de la langue).

Comme on peut le voir, la trachéotomie préliminaire est presque aussi largement pratiquée en Angleterre et en Amérique que dans les pays de langue allemande. Elle paraît y jouir d'une faveur égale.

En Italie cette méthode opératoire ne semble pas être employée aussi couramment ; citons cependant les observations de Novaro et d'Azzio Caselli.

Suivons maintenant sa destinée en France. Nous avons déjà parlé de la discussion qui eut lieu en 1870 à la suite de la communication de M. Verneuil sur un cas de mort survenue pendant le cours d'une extirpation de polype naso-pharyngien. Demarquay suggéra d'imiter dans des cas semblables la pratique de son maître Blandin à qui il avait vu faire une fois la trachéotomie préventive.

Il faut croire cependant que sa confiance dans le procédé n'était que médiocre et que son utilité ne lui paraissait pas absolument démontrée, car en 1873 il vint à son tour rapporter devant la Société de chirurgie une observation ressemblant en tous points à celle de M. Verneuil. Elle a trait à une malade qu'il opérait pour un polype naso-pharyngien ou plutôt un sarcome du pharynx. La mort survint pendant l'opération par suite d'irruption du sang dans les voies respiratoires. Demarquay avait bien eu l'intention de faire la trachéotomie dès le début, mais il ne la fit pas pour diminuer le traumatisme.

Dans la discussion qui suivit, Chassaignac fit un tableau dramatique des hémorrhagies formidables qui peuvent accompagner les extirpations de polypes naso-pharyngiens, mais aucun n'agita la question de la trachéotomie préventive qui seule permet de lutter contre elles. Demarquay lui-même n'en parla pas.

Depuis lors on a présenté de temps en temps devant la Société de chirurgie des observations de polypes naso-pharyngiens où l'on trouve notée l'abondance extrême de l'hémorrhagie qui survint pendant qu'on les extirpait, mais jamais on n'a indiqué un moyen pour la conjurer.

En 1878, la question de la trachéotomie préventive parut vouloir sortir de l'oubli où on l'avait laissée jusqu'à ce moment. Le professeur Verneuil fit le 27 mars de cette année une intervention pour un sarcome prévertébral de la région pharyngienne chez une jeune fille de 19 ans. Dès les premières inspirations de chloroforme la respiration s'embarrassa, la malade se cyanosa, devint livide. Force fut d'arrêter court l'opération et de reporter la patiente dans son lit après lui avoir pratiqué la trachéotomie. La canule fut laissée à demeure et quinze jours après l'opération fondamentale put être menée jusqu'à sa fin sans incident. La trachéotomie sauva la malade de la mort et permit ensuite de poursuivre l'opération principale. On ne peut trouver un exemple plus saisissant de son utilité. Le professeur Verneuil parut le comprendre et inspira même à son élève Redon sa thèse sur la Bronchotomie.

Dans cette thèse on trouve nettement signalées les indications de la trachéotomie dans les opérations sur la cavité buccale, dans les grosses tumeurs de la base de la langue et du pharynx. Il eût semblé après cela que la trachéotomie préventive allait être adoptée en France. Il n'en fut rien. Soit que le maître se défiât de la méthode, soit que Redon ait exagéré ses avantages, elle ne tarda pas à être délaissée. C'est du moins ce que tend à prouver la pratique même du professeur Verneuil. Dans une clinique de 1879 sur un cas de polype naso-pharyngien volumineux (*Gaz. des hôp.*, 1879, p. 785), il fait part de craintes qu'il n'aurait pas eues s'il avait été décidé à employer la trachéotomie préventive. Il expose, en effet, que le traitement radical de l'affection est grave, que le malade peut rester entre les mains du chirurgien, par suite de l'abondance de l'hémorrhagie. C'est là un danger qu'il ne connaît que trop bien. Il a déjà perdu de cette façon sur la table d'opération un malade qu'il opérait à Lariboisière ; un autre a pu reprendre connaissance pour mourir quelques jours après. Pour un troisième il a été plus heureux, mais s'il a guéri, ce n'est pas sans lui avoir inspiré quelques craintes sérieuses. Sa température était tombée à 35° quelques heures après l'opération. L'opération est cependant d'une indication urgente. Le chirurgien ne peut pas laisser mourir le malade d'inanition ou d'asphyxie. Pour prendre toutes ses garanties et pour conjurer les dangers de l'hémorrhagie, il n'opérera qu'en plusieurs temps. Comme la suffocation est toujours imminente, il se tient prêt à faire la trachéotomie et tout est disposé pour cette éventualité. Le professeur Verneuil abandonnait pour ainsi dire la trachéotomie préventive, car Demarquay dans son cas malheureux de 1873, était aussi prêt à faire la trachéotomie, mais il s'aperçut un peu tard que l'indication n'avait pas été saisie à temps. C'est ce qui arrive assez souvent.

La même année, le professeur Verneuil inspirait à Kirmisson sa thèse de doctorat sur les opérations préliminaires. L'occasion se présentait de parler de la trachéotomie préventive, et Kirmisson en parle aussi, mais tout à fait incidemment.

M. le professeur Verneuil, avons-nous dit, abandonnait la trachéotomie préventive après avoir paru s'y intéresser, mais il restait toujours préoccupé des hémorrhagies graves qui accompagnent souvent les opérations sur la cavité buccale et le pharynx. Après avoir repoussé le tamponnement de la trachée proposé par les auteurs allemands, il essaya de trouver mieux. Considérant que l'ouverture de la trachée est un traumatisme trop grave pour les avantages qu'il peut procurer, il chercha à arriver au même résultat que les Allemands en s'y prenant autrement. Krishaber lui présenta un appareil très ingénieux qui permettait de tamponner les voies respiratoires tout en évitant l'ouverture de la trachée. Il l'expérimenta le 1er décembre 1880 dans un cas de résection du maxillaire supérieur. L'essai réussit et la tentative fut regardée à cette époque comme un grand progrès (*Gaz. des hôp.*, 1880, p. 1122 et 1147).

Le professeur Verneuil paraît cependant avoir limité l'emploi de cet appareil, car il faut arriver jusqu'en 1882 pour rencontrer une nouvelle observation de tubage du larynx par la méthode de Krishaber (*Gaz. des hôp.*).

En 1883 (*Gaz. des hôp.*, 611) il pratique une opération pour cancer de la langue par le procédé de Roux-Sedillot. Il parle de la gravité de l'opération, de la mort possible par inanition, par infection, par septicémie de la plaie, mais il ne fait pas le tubage du larynx.

En 1884, dans les *Bulletins de la Soc. anat.* du 18 janvier nous trouvons une observation de sarcome de la région sus-hyoïdienne ayant eu probablement son point de départ dans l'os hyoïde. M. Verneuil fut obligé de faire la trachéotomie dès qu'il eut ouvert le larynx, mais il délaissa le tubage.

En 1885 (*Gaz. des hôp.*) nous notons encore une opération pour épithélioma de la langue et du plancher de la bouche, pratiquée par le professeur Verneuil sans trachéotomie préalable. Une des ligatures que l'on avait placée sur la veine jugulaire céda, d'où hémorrhagie formidable qui inonda le champ opératoire. La rapidité et l'abondance de l'hémorrhagie auraient rendu la trachéotomie inutile si on l'avait jugée nécessaire.

En 1886 (*Gaz. des hôp.*) nous voyons signalé un cas de polype naso-pharyngien dans lequel M. le professeur Verneuil se borna à employer les moyens palliatifs. Le résultat fut désastreux.

En somme le professeur Verneuil, qui avait toujours été un promoteur et un défenseur des opérations hardies, semble faire à la fin un acte de contrition et se ranger à l'opinion de Gosselin (*Cliniq.*, vol. 1, p. 140) et de Trélat (*Gaz. des hôp.*, 1885) qui préconisent surtout l'emploi des méthodes palliatives dans le traitement des polypes naso-pharyngiens. De radical il est devenu peu à peu conservateur. Cela nous démontre suffisamment qu'il n'a jamais été un partisan bien convaincu de la trachéotomie préventive, car l'emploi de cette méthode loin de pousser à la timidité ne fait au contraire qu'accroître l'audace de l'opérateur. Les travaux allemands et anglais sont là pour le prouver. Nous tenons à établir ce fait car le professeur Verneuil est un des rares chirurgiens qui chez nousait reconnu quelques qualités à la méthode dont nous parlons.

En 1886 M. Monod porta la question devant la Société de chirurgie en présentant une malade chez laquelle il avait pratiqué pour un cancer l'ablation totale du maxillaire inférieur et du plancher de la bouche. La guérison s'était effectuée en 15 jours sans le moindre incident.

M. Monod attribua le beau résultat qu'il avait obtenu à la trachéotomie préventive. Grâce à elle il avait pu non seulement combattre les dangers de l'hémorrhagie, mais encore assurer l'antisepsie de la plaie opératoire, aussi la recommanda-t-il pour les opérations graves sur la face. Cette proposition n'avait rien de subversif et cependant elle heurta les croyances de tous les membres de la Société. M. Berger rejeta le procédé, parce que, à son idée, ce moyen pour s'opposer à la septicité des plaies de la bouche, est disproportionné par rapport au danger à courir. C'est une complication de l'acte chirurgical qu'il vaut mieux éviter, elle peut exposer à des accidents pulmonaires. Selon lui les lavages de la cavité buccale suffisent comme précautions antiseptiques. C'est aussi l'opinion du professeur Lefort, du professeur Trélat et de M. Terrier. M. le professeur Verneuil accepta, bien que les opérations sur le plancher de la bouche donnent lieu à une mortalité élevée déjà atténuée par le procédé de tubage de Krishaber.

Il considéra toutefois que l'idée de prévenir la pneumonie par la trachéotomie est plus spécieuse qu'utile, il ne faut pas prendre selon lui la congestion pulmonaire pour de la septicémie.

M. Monod eut beau invoquer à l'appui de son opinion les résultats obtenus par les auteurs étrangers, rien n'y fit. Il ne trouva que Marchand pour partager son avis.

La tentative faite pour implanter en France la trachéotomie préventive resta donc stérile. La partie devait être déclarée perdue. Il n'y a qu'une seule façon d'en expliquer la cause, c'est qu'à ce moment notre éducation en ce qui concerne l'infection et la manière de la prévenir était encore imparfaite. La pneumonie septique étant révoquée en doute, l'antisepsie étant considérée comme moins nécessaire quand il s'agit de la gorge et de la bouche, il n'était pas bien utile de chercher à combattre une infection qui n'existait pas.

Depuis cette mémorable discussion à la Société de chirurgie de Paris, qui forme un si étrange contraste avec la discussion qui eut lieu trois ans plus tôt à la Société de chirurgie de New-York, la question de la trachéotomie préventive à été peu agitée. Richelot rapporta à cette époque un cas de laryngotomie inter-crico-thyroïdienne pratiquée avant l'ablation d'un épithélioma du plancher de la bouche et du maxillaire inférieur. Lebec en 1887 employa aussi la trachéotomie préventive pour opérer un épithélioma couvrant la luette, l'extrémité libre du voile du palais, l'amygdale gauche, le côté gauche de la langue. Le malade mourut le 10e jour.

En 1886, Castex dans un mémoire sur les tumeurs malignes de l'arrière-bouche signale la possibilité de faire usage de la trachéotomie pour opérer ces tumeurs, mais il n'insiste pas.

Nous citerons encore Kirmisson comme ayant employé la

trachéotomie préventive, puis Chenieux de Limoges, et Picqué.

Si nous compulsons maintenant les traités classiques nous les trouvons à peu près muets à son sujet. Follin et Duplay n'en parlent pas. Lefort décrit simplement et sans commentaires la canule de Trendelenburg. Le dictionnaire de Jaccoud la passe sous silence. Le dictionnaire Dechambre la signale en quelques mots à l'article Trachée pour dire qu'elle est combattue en France. Nous noterons cependant un article de A. Broca sur la pharyngotomie (*Dict. Dechambre*), publié quelque temps après la communication de M. Monod. L'auteur énumère les avantages de la trachéotomie préventive, malheureusement il éprouve constamment le besoin de concilier les différentes opinions émises en 1886 à la Société de chirurgie, de sorte qu'à la fin le lecteur ne sait plus quel parti choisir. Dans le nouveau traité de chirurgie de Duplay et Reclus aucun des collaborateurs ne semble attacher d'importance à la trachéotomie préventive, excepté A. Broca qui lui consacre quelques lignes en traitant de la cure du cancer de la langue et du pharynx (1).

Comme on vient de le voir d'après cette étude historique, la trachéotomie préventive n'a jamais été accueillie en France avec une bien grande faveur. Le fait est regrettable et il serait vraiment à souhaiter que cette méthode, si simple dans son emploi, si merveilleuse dans ses résultats, trouvât plus de partisans chez nous. Redon la considérait comme un des fleurons de la médecine opératoire moderne et il est assez difficile de comprendre pourquoi nous avons toujours hésité à l'expérimenter.

(1) Dans le traité de thérapeutique chirurgicale qu'ils viennent de faire paraître, Forgue et Reclus s'en montrent aussi partisans, mais sans grand enthousiasme. Ils reconnaissent que la méthode allemande a du bon et qu'elle est indiquée dans le cas de cancers reculés de la bouche, dans les cancers du pharynx, mais ce sont là les seules circonstances dans lesquelles ils sont tentés de la conseiller.

INCONVÉNIENTS DE LA TRACHÉOTOMIE

Jusqu'ici, nous avons constamment exalté les mérites de la trachéotomie, et nous avons paru vouloir jeter la pierre à ses détracteurs ; nous avons insinué que notre façon d'opérer sur le pharynx commençait à se démoder, mais nous n'avons, en somme, fourni aucune preuve convaincante pour soutenir nos affirmations. Nous allons maintenant entrer plus avant dans notre sujet et essayer de soutenir notre thèse, nous allons montrer les dangers réels auxquels on s'expose lorsque l'on repousse la trachéotomie préventive et les avantages qui en résultent lorsqu'on en fait usage. Mais, avant d'aller plus loin et pour mieux affermir notre base, nous essayerons sinon d'établir la bénignité absolue de cette opération en elle-même, au moins de dégager un peu sa responsabilité. Après tout, les réserves formulées par un certain nombre de chirurgiens sont peut-être justifiées. Tout en reconnaissant les nombreux avantages de la méthode que nous vantons, ils seraient tout à fait fondés à n'en tenir aucun compte, s'il faut, pour les obtenir, courir des dangers aussi grands que ceux que l'on désire éviter. Cet argument a été mis en avant par ceux qui ont repoussé la trachéotomie préventive : ils lui ont reproché d'être parfois la cause des accidents qu'elle était destinée à combattre, et ces reproches n'ont rien d'inexact, comme nous allons le voir.

On l'a accusée d'avoir quelquefois déterminé la mort par suite de l'entrée du sang dans les voies respiratoires. Le fait est indéniable et ceux qui ont passé par les hôpitaux d'enfants en connaissent tous des exemples. Toutefois, si chez l'enfant cet accident se présente, on peut dire que chez l'adulte, l'hémorrhagie primitive entraînant l'asphyxie du malade est une véritable rareté. Or, c'est chez l'adulte qu'on a le plus souvent l'occasion de pratiquer la trachéotomie préventive. Si nous interrogeons les chirurgiens qui ont opéré dans ces conditions, nous constatons qu'aucun d'eux ne signale cette complication. Kœnig, il est vrai, a failli perdre un malade d'asphyxie pendant le cours d'une opération où le tamponnement avait été pratiqué, et Kocher attribue la mort d'un opéré de cancer de la langue à un tamponnement défectueux de la trachée, mais ces deux auteurs avaient fait usage de la canule-tampon de Trendelenburg, c'est-à-dire d'un tampon tout à fait insuffisant.

La seconde accusation lancée contre la trachéotomie est encore plus grave que la première : elle peut occasionner la broncho-pneumonie. Nous nous garderons bien de soutenir que cette accusation est injuste. La plaie trachéale peut infecter le poumon comme toute autre plaie. Toutefois il ne faut pas exagérer l'importance de cet accident et mettre sur le compte de la trachéotomie tous les cas de mort qui suivent cette opération. Rien ne serait moins justifié. En réalité, dans la pratique nous n'opérons jamais que sur des sujets portant déjà une tare et toujours chez eux une autre source d'infection vient se surajouter à la plaie trachéale : cancer, tuberculose, syphilis, diphtérie, corps étranger, plaie des voies respiratoires. Autrefois, lorsque l'on attribuait à l'action de l'air un rôle capital dans l'éclosion des inflammations pulmonaires, il était naturel de donner à la trachéotomie une grande part de responsabilité. Les lymphangites, les phlegmons du cou, les médiastinites que l'on observait alors et dont le point de départ était la plaie trachéale ne faisaient que confirmer dans cette opinion. Aujourd'hui il n'en est plus de même ; l'air même froid n'est plus regardé comme aussi malfaisant que par le passé. Sans prétendre que les poumons s'en accommodent toujours fort bien, on admet qu'ils sont à son égard bien plus tolérants qu'on ne l'aurait cru.

Les complications des plaies trachéales ont aussi disparu même dans les hôpitaux d'enfants. Par contre, nous savons fort bien et nous le savons mieux aujourd'hui qu'autrefois, que la diphtérie, qu'un corps étranger, qu'un cancer du larynx suffisent amplement pour déterminer des lésions pulmonaires. Plus vite nous opérons un croup, plus vite nous pratiquons l'extraction d'un corps étranger et plus nous avons de chances de guérison. La trachéotomie doit donc être fortement déchargée. Malgré cela nous ne pouvons pas dire même approximativement combien de fois sur un nombre donné de cas la plaie trachéale peut infecter les poumons. Autrefois on aurait pris les statistiques fournies par les chirurgiens qui pratiquent la trachéotomie préventive et l'on se serait basé sur elles pour tirer quelques déductions, mais là comme ailleurs il y a tou. jours une autre cause d'infection plus puissante que la plaie trachéale. Cependant c'est sur ces résultats que nous nous appuierons pour admettre la bénignité de l'opération. Du jour où ils ont adopté la trachéotomie préventive, les opérateurs ont vu leur mortalité diminuer. Trendelenburg, Kocher, Barker, Hahn, et tous les autres sont unanimes sur ce point. Qu'importe alors que la trachéotomie présente par elle-même quelques inconvénients si les succès obtenus grâce à elle sont plus nombreux que lorsqu'on ne l'emploie pas !

Il n'est pas douteux pour nous qu'une résection du pharynx est bien plus grave, faite sans trachéotomie que pratiquée avec trachéotomie ; de même, la ligature de la carotide que l'on a conseillée comme succédanée de la trachéotomie préventive nous paraît bien plus grave qu'elle sans offrir ses avantages. Les résultats obtenus par M. Polaillon et par d'autres chirurgiens en sont un témoignage. Nous aurons occasion dans la suite de revenir sur ce sujet et nous concluons pour le moment en disant que la trachéotomie, avec les précautions que nous savons prendre aujourd'hui, est une opération bénigne. Nous ne faisons que nous ranger ainsi, croyons-nous, à l'opinion générale.

Si maintenant nous arrivons à établir qu'il existe des procédés simples, pratiques et efficaces pour assurer l'imperméabilité des voies respiratoires, lorsque l'on fait la trachéotomie préventive, nous aurons répondu à toutes les objections mises en avant pour combattre la méthode. MM. Forgue et Reclus veulent bien admettre que le tamponnement de la trachée avec la canule de Trendelenburg est un moyen efficace pour s'opposer à l'éclosion de la pneumonie post-opératoire, mais cette opinion a rencontré bien des adversaires. Kœnig, Iversen, Kocher et bien d'autres encore, ont prétendu que cette canule était incapable de remplir son rôle. M. Terrier, à propos de la laryngectomie, a formulé aussi contre elle de vives critiques, et notre maître, M. Périer, l'a complètement délaissée dans ses ablations de larynx. Les arguments invoqués par des chirurgiens aussi éminents méritent d'attirer l'attention, mais nous espérons pouvoir y répondre sans peine, car, si le procédé de Trendelenburg est un procédé détestable, il en existe d'autres qui n'offrent pas ses inconvénients tout en présentant les mêmes avantages.

DES PROCÉDÉS DIVERS DE TAMPONNEMENT DES VOIES RESPIRATOIRES.

Le procédé des anciens chirurgiens pour faire une trachéotomie préventive était des plus simples.

Il consistait à prendre une canule ordinaire et à l'introduire dans la trachée. Ils atteignaient ainsi le but qu'ils se proposaient, celui d'éviter l'asphyxie et le résultat final était souvent très satisfaisant. Malheureusement des revers inattendus venaient de temps en temps les surprendre et comme ils ne possédaient pas sur l'infection les notions que nous avons aujourd'hui, ils ne savaient comment se défendre. La canule, l'air froid étaient pour eux l'origine des complications et, à la longue, devenus de plus en plus timides, ils finirent par abandonner la trachéotomie en dehors des cas d'urgence absolue. Peu à peu cependant les Allemands arrivèrent à dégager la notion de ce qu'ils appellent la schluck-pneumonie, c'est-à-dire la pneumonie par déglutition. Ils virent que des parcelles alimentaires pouvaient pénétrer dans les bronches pendant les mouvements de déglutition lorsque l'on se bornait à placer simplement une canule dans la trachée. Connaissant déjà l'influence irritante des corps étrangers, ils attribuèrent leurs revers à ces parcelles alimentaires et ils cherchèrent à y remédier en inventant la canule-tampon. De bons résultats accompagnèrent cette innovation, si bien que la canule-tampon fut regardée comme une espèce de spécifique contre la pneumonie post-opératoire, et l'on associa assez volontiers dans un lien étroit la trachéotomie préventive et la canule-tampon, association qui ne peut que porter préjudice au peu de crédit dont jouit chez nous la méthode, comme nous allons le voir. Examinons ces canules-tampon et tout d'abord la canule-tampon de Trendelenburg ; c'est la canule à tamponnement la mieux connue et celle que l'on cite toujours, surtout chez nous.

Cette canule se compose d'un tube trachéal simple ayant la forme et les dimensions d'une canule à trachéotomie ordinaire. A l'orifice externe vient se fixer par un ajutage un tube de caoutchouc suffisamment rigide, à l'extrémité libre duquel s'adapte un entonnoir. La grande ouverture de celui-ci est recouverte d'une compresse ou d'une flanelle sur laquelle on verse le chloroforme. Ce tube de caoutchouc est employé dans toutes les canules à tamponnement. Il a pour avantage de dégager le champ opératoire en permettant au chloroformiste de se tenir à distance ; il empêche aussi l'irritation par trop directe des bronches par le chloroforme. Mais ce n'est pas là que réside l'originalité de la canule. Sa pièce principale consiste en un manchon cylindrique de caoutchouc qui, par l'insufflation, doit se transformer en ballon obturateur. Ce manchon peut être enlevé à volonté. On le remplit d'air au moyen d'une poire en caoutchouc et par l'intermédiaire d'un petit tube à robinet longeant la canule principale et venant aboutir dans sa cavité. Il est bon avant de pratiquer l'insufflation d'assujettir solidement les deux extrémités à l'aide d'un fil pour mieux assurer son imperméabilité.

Cette canule, dont nous donnons ci-contre une figure, est assez simple dans sa construction et elle paraît répondre aux fonctions qu'elle doit remplir. Son maniement est peu compliqué. Pour la mettre en place il suffit de suivre les règles tracées pour l'introduction d'une canule ordinaire. Quelques points spéciaux de pratique concernant l'insufflation du tampon sont seulement utiles à connaître. Il ne faut procéder au gonflement du ballon que lorsque l'hémorrhagie occasionnée par la trachéotomie est arrêtée, il est bon aussi de ne pas pousser trop loin le chloroforme afin que le malade puisse par ses quintes de toux expulser le sang qui aura pénétré dans la trachée.

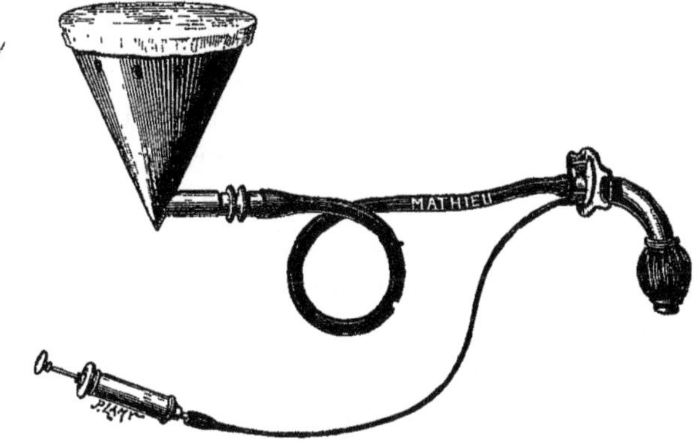

Canule de Trendelenburg.

L'insufflation ne doit pas être exagérée, sinon elle détermine des quintes de toux. A la fin de l'opération, lorsque tout est terminé, si l'on veut enlever la canule-tampon pour la remplacer par une canule ordinaire, comme cela se fait d'habitude, il est utile d'attendre que le malade soit réveillé avant de laisser l'air s'échapper du tampon, car le malade réveillé rejettera facilement au dehors le sang maintenu au-dessus du tampon, tandis que s'il était endormi il ne pourrait le faire.

Le tamponnement de la trachée ainsi pratiqué est théoriquement parfait, mais il suffit de l'expérimenter pour en reconnaître les nombreuses imperfections.

Le caoutchouc est certainement la meilleure substance à utiliser pour faire un ballon à air. Il a cependant le grand défaut d'être trop altérable. Avec le temps il se modifie, sa résistance diminue et l'on ne peut jamais être certain qu'il se dilatera, même modérément, sans se rompre. Tous les médecins de province savent combien est fragile le ballon inventé par Tarnier pour faciliter l'accouchement prématuré. Il est impossible de s'en servir lorsque l'on se trouve éloigné du fabricant, or le ballon de Trendelenburg ne présente pas de bien grandes différences avec le ballon Tarnier.

Ce ballon est, en outre, très poreux et il le devient d'autant plus qu'il est plus distendu. Qu'arrive-t-il alors ? c'est qu'on ne sait jamais au juste pendant le cours d'une opération s'il est plein d'air ou non. Aucun moyen ne permet de s'en assurer. Kœnig recommande, pour cela, d'appliquer le doigt sur l'orifice de la canule. Si le tampon fonctionne convenablement le malade ne pourra plus inspirer du tout. On risquerait fort de se tromper en se montrant trop confiant dans cette méthode car le malade peut très bien donner des signes d'asphyxie sans avoir une trachée bien tamponnée, ainsi qu'on peut s'en assurer en expérimentant sur un sujet trachéotomisé qui n'a pas de canule-tampon. On est, en fin de compte, obligé d'agir à l'aveuglette et la pratique habituelle consiste à insuffler de temps en temps le tampon. Si celui-ci est déjà plein d'air, on risque fort de déterminer sa rupture, sinon on comprime trop la trachée, d'où quintes de toux.

Celles-ci annonçant que le tampon est trop dilaté il faudra s'arrêter, mais par suite de la pression que développe dans la trachée la quinte de toux, le ballon a tendance à se dégonfler rapidement. Il peut donc devenir insuffisant quelques instants après avoir subi une dilatation exagérée. Il est aussi un accident qui pourrait se produire, au dire de Mac Burney, lorsque le ballon est trop distendu. Son extrémité inférieure se dilatant facilement viendrait obturer l'orifice interne de la canule.

L'hyperdistension du tampon rend le fonctionnement de l'appareil impossible, mais sa dilatation insuffisante rend la situation encore plus grave, car le sang peut alors passer du pharynx dans les bronches en filtrant le long de la canule et des accidents de syncope viennent surprendre brusquement le chirurgien. C'est ainsi que Kœnig faillit perdre un malade et cet accident ne doit pas être unique.

La canule de Trendelenburg présente encore un autre inconvénient qui devient plus manifeste après l'opération : elle est difficilement supportée par les malades.

L'auteur prétend que l'on peut continuer l'usage de sa canule dans les jours qui suivent l'opération, mais il se garde bien de suivre cette pratique. L'opération terminée, il remplace aussitôt la canule-tampon par une canule ordinaire.

Tous ces défauts signalés, on se demande réellement quels sont ses avantages. Écoutons ce que dit Kœnig à son sujet (*Pathol. ext.*, vol. I, 838). Après avoir indiqué que la méthode du tamponnement de la trachée constitue un progrès considérable, il ajoute que le tamponnement avec une vessie de baudruche ou de caoutchouc ne répond pas à toutes les exigences. Malgré les plus grandes précautions il arrive assez souvent que le tampon ne ferme pas hermétiquement la trachée et qu'il laisse les liquides pénétrer dans les bronches. Mais c'est surtout dans le traitement consécutif que se révèle l'insuffisance de la canule de Trendelenburg ; de fait elle ne peut empêcher le développement d'une pneumonie septique.

Ces critiques adressées à l'appareil de Trendelenburg atteignent tous les autres appareils construits d'après le même principe. Nous signalerons parmi ceux-ci la canule-tampon de Gerster, figurée dans le *Reference Handbook of the Med. Scien.* à l'article Trachéotomie et dans un livre de l'auteur : *Aseptic and antiseptic surgery*. London, 1887.

Cette canule n'est, en réalité, qu'une copie assez fidèle de la canule de Trendelenburg, et elle ne paraît offrir aucune supériorité sur l'appareil original.

Les défectuosités de la canule-tampon attirèrent assez vite l'attention des chirurgiens qui l'avaient adoptée et chacun chercha à la perfectionner. Michael, de Hambourg, proposa d'assez bonne heure de remplacer l'air du tampon par un liquide, de l'eau par exemple, ou de la glycérine. C'était un progrès au point de vue de la perfection de la fermeture, mais cette modification n'allait pas elle-même sans ses inconvénients. Le ballon de caoutchouc distendu par du liquide devenait plus fragile et Michael signala lui-même un cas où celui-c se rompit. Il n'en résulta aucune complication. Il n'en est pas moins vrai que, si le malade endormi ne manifeste par aucun signe la production de l'accident, le tamponnement restera illusoire pendant la durée de l'opération. Michael a cité aussi un cas où, malgré la substitution de liquide à l'air, le tampon n'obtura pas assez hermétiquement la trachée. Des corps étrangers pénétrèrent dans les bronches et déterminèrent une broncho-pneumonie.

Frappé de ces imperfections auxquelles on ne pouvait guère remédier, Michael proposa au XIIe congrès des chirurgiens allemands un nouveau modèle de canule-tampon dans laquelle le ballon de caoutchouc ou de baudruche était remplacé par une éponge recouverte de gutta-percha.

Voici comment il procède pour sa construction. Il prend un morceau d'éponge taillé au préalable en forme de cylindre d'une hauteur suffisante pour recouvrir la portion trachéale de la canule et d'un diamètre variant de 1 centim. à 2 centim. 1/2. Il perfore ce cylindre suivant son axe et il fait passer la canule par le trajet ainsi établi. Les deux extrémités du manchon sont ensuite solidement fixées à l'aide d'un fil. Cela fait, il recouvre l'éponge d'une enveloppe de baudruche ou de gutta-percha en forme de cylindre et aussi longue que la canule entière. On se contente, pour le moment, de fermer solidement, à l'aide d'une ligature, l'extrémité inférieure de ce manchon. L'appareil est alors prêt à être utilisé.

Après son introduction dans la trachée on verse dans le manchon de gutta-percha une quantité d'eau juste suffisante pour imbiber l'éponge qu'il entoure. Cette dernière se dilate peu à peu et tend à faire office de tampon.

Ce procédé de tamponnement paraît certainement supérieur à celui de Trendelenburg, surtout dans les cas d'extirpation du larynx, c'est-à-dire lorsqu'on peut l'appliquer facilement, et nous croyons avec Schede que, grâce à lui, on peut se mettre à l'abri de la pneumonie septique. Il nous semble, toutefois, devoir perdre beaucoup de ses avantages lorsqu'il faut l'employer dans les cas de simple trachéotomie. Quand la plaie trachéale est large l'appareil peut encore être introduit avec une certaine facilité, mais son maniement devient plus difficile quand la plaie est étroite, ce qui arrive le plus souvent chez nous avec nos procédés habituels de trachéotomie rapide. Ce mode de tamponnement présente du reste les inconvénients que nous avons déjà reprochés à celui de Trendelenburg quoique à un degré moindre. Le tampon peut être insuffisant ou exagéré dans son action et, dans ce dernier cas, il est susceptible d'entraîner la gangrène de la trachée, ainsi que Schœnborn en rapporta un exemple dans la séance même où Michael fit sa communication. Pour éviter l'infection pulmonaire à la suite de l'extirpation d'un carcinome de la langue il avait employé la canule à tamponnement permanent de Michael. Pendant les deux premiers jours il n'y eut qu'un peu de fièvre, l'état général resta bon. Le troisième jour une odeur fétide provenant de la plaie trachéale nécessita l'enlèvement de la canule. La muqueuse fut trouvée gangrenée à l'endroit même où avait porté la compression. Trois jours après il se produisit une forte hémorrhagie par la trachée et 24 heures plus tard, la malade mourut. On constata à l'autopsie que la gangrène était exactement limitée aux points où avait porté la compression. Elle atteignait la muqueuse dans toute son épaisseur.

Schœnborn dont la pratique était grande assura qu'il n'avait pas employé une trop forte compression.

Il ne vit dans cet accident que la preuve du danger auquel exposent les tamponnements permanents.

Il ne faudrait pas cependant exagérer la fréquence de ces cas de gangrène. Michael a démontré que l'on pouvait pendant des mois se servir de son procédé de tamponnement ; il a même cité une observation où celui-ci fut supporté pendant quinze mois sans le moindre incident. Avec la canule de Trendelenburg de pareils résultats seraient impossibles à obtenir. Nous laisserons toutefois ce procédé de côté, car nous trouvons que l'on peut faire mieux et plus simplement.

Après le procédé de tamponnement de Trendelenburg, après celui de Michael, Hahn de Berlin est venu à son tour proposer le sien. Il l'a décrit dans une note sur l'extirpation du larynx, et Palmie, son assistant, l'a de nouveau étudié dans un mémoire sur le tamponnement de la trachée.

La canule-tampon de Hahn consiste en une canule ordinaire de trachéotomie avec tube externe et tube interne. Le tube externe est muni d'un pavillon mobile comme les canules de Lüer. A son extrémité inférieure il se termine par une sorte d'anneau saillant de 1 centim. de hauteur destiné à empêcher le glissement du tampon. Le tube interne part de ce renflement, il ne vient donc pas affleurer l'orifice inférieur du tube externe. A l'extérieur ce tube interne se prolonge en une première courbe verticale sur une longueur de 2 centim. pour devenir ensuite horizontal. Cette courbure a pour but d'empêcher les corps étrangers d'entrer dans la trachée avec l'air inspiré.

Cette canule est recouverte à la surface externe de sa portion intra-trachéale d'une lamelle d'éponge pressée de 2 millim. d'épaisseur dont on coud les bords libres de façon à l'enve-

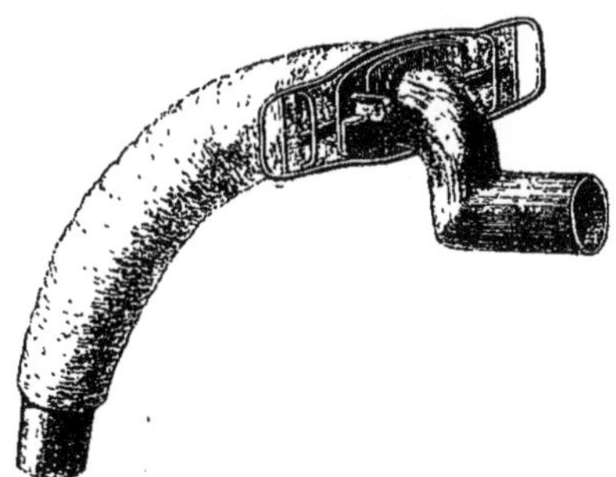

Canule de Hahn.

lopper bien circulairement. Pour plus de sûreté les deux extrémités de ce manchon sont fixées à l'aide d'un fil de soie. Hahn conseillle de se servir d'éponges à grains fins. On les prépare d'après le procédé dit de la Salpêtrière. Après les avoir fait séjourner dans une solution forte d'acide phénique on les fait sécher. Elles sont ensuite trempées dans une solution d'éther iodoformé au 1/8, puis mises sous une presse pendant 24 heures.

La canule préparée et prête à fonctionner est trempée dans l'huile avant son introduction. Une fois dans la trachée l'éponge s'imbibe peu à peu et ferme ainsi le canal aérien. Hahn laisse, en général, cette canule en place pendant 24 heures.

Au bout de ce temps il la remplace par une canule ordinaire entourée de gaze iodoformée à sa partie externe.

Cet appareil de tamponnement si vanté par son auteur est loin de tenir ce qu'il promet et l'on peut dire qu'il n'est qu'une modification malheureuse de l'appareil de Michael. Ce dernier a au moins le mérite d'être rationnel dans sa conception. Grâce à l'enveloppe de gutta-percha qui entoure l'éponge il est impossible, si le tampon s'adapte bien, que les liquides passent du larynx dans les bronches.

Il en est tout autrement de l'appareil de Hahn.

Ici l'éponge dépouillée de son enveloppe imperméable loin de rendre service devient au contraire dangereuse.

Elle est une cause d'irritation pour la muqueuse trachéale; déjà pour introduire la canule il est nécessaire de déployer une certaine force, ce qui traumatise la muqueuse et l'excorie; l'introduction opérée, l'éponge dure, sèche, ne fait qu'entretenir et développer ces altérations.

C'est là un fait admis par Hahn lui-même. Il prétend toutefois que les lésions produites ne sont jamais assez graves pour attirer outre mesure l'attention du chirurgien, et qu'elles guérissent très bien lorsque la canule est enlevée. Il conseille cependant, pour éviter les effets fâcheux que pourrait avoir une pression trop longtemps prolongée, de remplacer immédiatement après l'opération la canule-tampon par une canule ordinaire.

La canule de Hahn présente un autre défaut qui doit la faire absolument rejeter : elle ne remplit pas le rôle de tampon pour lequel elle a été créée. On peut admettre, à la rigueur, que pendant l'opération elle protège les voies respiratoires contre l'entrée du sang, ce qui est loin d'être démontré, mais il ne faudrait pas s'y fier plus longtemps. Au bout de quelques heures seulement de séjour dans la trachée, l'éponge devient insuffisante pour conserver les liquides dont elle est imbibée. Elle se transforme alors en tampon-filtre et ses mailles ne font que servir de réservoir pour tous les produits putrides qui voudront bien venir s'y accumuler avant d'aller se répandre plus loin. Une expérience bien simple sert à l'établir. Il suffit pour cela de prendre un tube de verre et d'y introduire des éponges en les comprimant le plus fortement possible. Si grande que soit la compression, on n'arrivera jamais à empêcher la filtration des liquides à travers les mailles de ce tampon. Ce que nous voyons se passer dans le tube de verre, se passe également dans la trachée; et Hahn a donné lui-même la preuve de ce que nous avançons. Dans deux cas il laissa sa canule plus de 24 heures en place, et dans les deux cas il vit apparaître la broncho-pneumonie. Il fut le premier à attribuer la mort de ses malades au maintien trop prolongé de la canule. Dans ses autres cas où le tampon ne resta que 24 heures en place, les résultats consécutifs n'ont pas été non plus bien merveilleux. Sur 25 malades opérés de tumeurs des maxillaires, de la langue, du pharynx, il en a perdu 9, et encore certaines de ces opérations paraissent-elles avoir été particulièrement faciles.

Nous en avons fini avec l'étude des principales canules-tampon. Nous pourrions encore examiner le procédé de tamponnement signalé par Körte en 1879, puis décrit par Michael et qui consiste à recouvrir une canule à trachéotomie de couches successives de tubes en caoutchouc jusqu'à ce que le volume atteint soit égal à celui de la trachée, mais il ne peut guère trouver son utilité que dans les extirpations du larynx; aussi le passerons-nous sous silence.

A côté de ces procédés de tamponnement des voies respiratoires doivent se ranger les procédés reposant sur le même principe, mais dans lesquels la canule-tampon est directement introduite dans le larynx par l'orifice buccal sans trachéotomie préalable. Le professeur Verneuil s'est fait le promoteur de cette méthode et l'appareil inventé pour cet usage par Krishaber, ressemble en tous points à celui de Trendelenburg. (Voir *Gaz. des hôp.*, 1880, 1146, et *Encyclop. internat. de chirurgie*, vol. II, 230.)

Il se compose d'un tube métallique de 8 millim. de diamètre que l'on introduit par la bouche dans le larynx afin de donner passage à l'air de la respiration et aux vapeurs anesthésiques. A sa partie laryngée il est entouré d'un ballon de caoutchouc qui, une fois l'appareil mis en place, est distendu par une injection d'eau, et vient s'appliquer, se mouler exactement contre les parois du larynx qu'il oblitère d'une façon parfaite. Le gonflement du ballon s'exécute à l'aide d'une seringue et d'un tube indépendants; il se maintient gonflé, grâce à une fermeture à robinet. Un coude à articulation permet de rejeter sur le côté toute la portion extra-buccale du tube principal, de façon à ne pas gêner l'opérateur et à permettre la libre action de celui qui est chargé de l'anesthésie (Desfontaines, *Encycl. de chir.*, t. II, 230). Voici comment on applique cet appareil : Le malade étant endormi, et un aide tirant la langue en avant au moyen d'une pince, on recherche avec l'index gauche le sommet de l'épiglotte. Le tube est alors glissé sur l'ongle en arrière d'elle, de manière à pénétrer dans le larynx. On s'aperçoit qu'il est bien placé à la respiration du malade.

Cet instrument, dont nous figurons ici un dessin, est très ingénieux. Grâce à lui, on évite de faire la trachéotomie tout en fermant la trachée à l'accès du sang. Nous lui ferons néanmoins de gros reproches. Il présente en premier lieu le gros défaut de ne pas permettre de faire l'antisepsie consécutive, et c'est là un point auquel on attache une grande importance aujourd'hui. On pourrait même dire qu'il joue le rôle de foyer septique parce qu'il entraîne avec lui, pendant l'introduction, des produits qui pourront infecter l'arbre respiratoire. Mais écartons ce grief. L'appareil a été inventé surtout dans le but de défendre le malade contre les dangers de l'hémorrhagie pendant la durée de l'opération et là il est facile de montrer combien il est défectueux, même réduit à cette simple fonction. Tant que le tampon reste hermétique, l'appareil peut être considéré comme parfait, mais que, pour une raison ou pour une autre, il vienne à laisser échapper une partie de son air, les conséquences les plus désastreuses pourront en être la suite. Or, nous savons combien sont infidèles les ballons de caoutchouc, ils sont presque toujours ou bien trop disten-

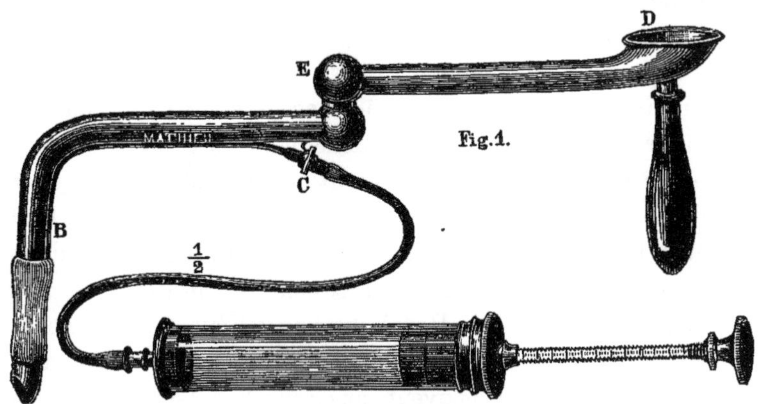

Canule de Krishaber.

dus ou bien pas assez. Avec la canule de Trendelenburg, l'épiglotte peut encore, lorsque le tampon devient insuffisant, constituer une barrière contre la pénétration du sang, mais ici, il n'en est plus de même. L'épiglotte est relevée et le tube laryngien qui rentre dans la catégorie des substances qui se laissent mouiller attire les liquides d'une façon irrésistible. Le tube de Krishaber joue ici le même rôle que le tube de verre dont nous voyons les chimistes se servir tous les jours pour diriger facilement une colonne liquide d'un vase dans un autre. Qu'arrive-t-il lorsque le sang filtre le long des parois du tampon ? Si le malade est profondément endormi, l'asphyxie se produit peu à peu et une syncope brusque emporte le malade. Si, au contraire, la sensibilité réflexe est encore conservée, des phénomènes dyspnéiques, des quintes de toux avertiront de la production de l'accident. Lorsque l'on se sert de la canule de Trendelenburg, la ligne de conduite à suivre est toute tracée : il faut immédiatement insuffler le tampon. Avec l'appareil de Krishaber les indications sont loin d'être aussi bien déterminées. Si l'on insuffle le tampon et que le malade continue à avoir des quintes, ce qui est tout naturel, le sang ne pourra plus être expulsé que par le tube, et celui-ci s'engorgera rapidement à cause des coudures qu'il présente. Si au contraire on ne l'insuffle pas, le sang continuera à envahir la trachée. On tourne donc dans un cercle vicieux dont on ne peut sortir qu'à la condition suivante : c'est que sous l'influence d'une quinte violente le malade expulse et le sang et le tube laryngien. Cette expulsion du tube se produit assez souvent chez les enfants auxquels on pratique le tubage d'après le procédé de Bouchut, et pareil fait doit se renouveler lorsque l'on se sert du tube de Krishaber. Le chirurgien ou le chloroformiste peuvent aussi parfois l'extraire par mégarde de la trachée lorsque le tampon n'est pas assez dilaté.

En résumé, si le tubage du larynx a pu rendre quelques services, ceux-ci ne semblent pas avoir été bien nombreux.

Quelques mois avant M. le professeur Verneuil, Mac Ewen avait aussi conseillé le tubage du larynx pour éviter l'entrée du sang dans les bronches pendant le cours des opérations sur la bouche et le pharynx, mais son procédé est un peu primitif. Il consiste à passer par la bouche dans le larynx une sonde en gomme n° 12 ou n° 14 de la filière anglaise.

On l'introduit en déprimant en avant l'épiglotte avec le doigt et en guidant la sonde sur la surface dorsale du doigt. On ne peut retirer à cette méthode le mérite d'être très simple, mais c'est la seule qualité qu'on puisse lui reconnaître. Sur les cinq observations publiées par Mac Ewen (*British med. Journ.*, 1880), une fois, le malade mourut d'asphyxie sur la table d'opération, après plusieurs tentatives de tubage ; l'auteur n'attribue pas ce décès au procédé.

Il nous faut maintenant nous occuper d'une autre variété de tamponnement qui a été proposée à plusieurs reprises et dans laquelle le tampon et la canule sont tout à fait séparés.

Cette méthode paraît avoir été employée pour la première fois par Below, de Munich. Voulant se rapprocher autant que possible de la façon de faire de Nussbaum, il fit construire un ballon que l'on introduisait dans le larynx par l'orifice trachéal. Placé à vide, on le distendait avec de l'air. Ce ballon sus-canulaire paraît avoir donné naissance aux canules-tampon.

Trendelenburg connaissait le procédé de Below ; il publia même une note à son sujet en 1871 et déjà en 1870, dans un article sur le tamponnement de la trachée, il donne une figure représentant en même temps et le tampon péricanulaire et le tampon sus-canulaire. C'est du reste plutôt un point de l'histoire des canules-tampon que nous soulevons ici, car les ballons sus-canulaires ne sont plus employés. Ils ont été ressuscités, mais sous une autre forme, par Langenbuch et par Palmie.

Langenbuch a décrit sa méthode au XII° congrès des chirurgiens allemands. Elle consiste à introduire dans le larynx de petits morceaux d'éponge iodoformée que l'on fait pénétrer par l'orifice trachéal à l'aide d'une pince courbe. Le volume du tampon doit être assez considérable pour qu'il ne puisse plus descendre spontanément et pour que, d'un autre côté, sa faculté de résorption pour les sécrétions soit réduite à son minimum. On doit prendre soin de le fixer à l'aide d'un fil, afin que l'on puisse aisément le retirer.

Le tampon peut rester en place aussi longtemps que cela paraît nécessaire. Langenbuch au moment de sa communication en avait fait l'expérience plus de quarante fois et il n'y eut dans aucun cas ni sphacèle de la muqueuse, ni décomposition des sécrétions contenues soit dans l'intérieur même de l'éponge, soit à son niveau. Une fois il avait laissé le tampon en place pendant douze jours sans le moindre inconvénient.

La façon de faire de Palmie ne diffère guère de celle de Langenbuch. Il se sert d'une lamelle d'éponge pressée qu'il enroule autour d'un autre morceau d'éponge. Il recouvre le tout de gaze iodoformée et après avoir passé un fil de soie phéniquée au travers de ce tampon il l'introduit dans le larynx par la plaie trachéale. Il ne recommande pas de le faire entrer à frottement comme le fait Langenbuch.

Cette méthode de tamponnement dont von Wenzel avait déjà parlé en 1875 peut rendre peut-être des services, dans la diphtérie par exemple, pour laquelle Langenbuch l'a surtout employée, mais il ne faudrait guère compter sur ses bons effets dans les opérations sur la face et le pharynx, c'est-à-dire toutes les fois que des liquides peuvent s'introduire dans le larynx. Dans ces cas le tampon se change vite en un filtre extrêmement dangereux. Tietze, l'assistant de Fischer, a tout dernièrement encore attiré l'attention sur ce point (*Deutsche Zeit.*, 1891, p. 439), et nous avons suffisamment exposé notre opinion sur ce mode de tamponnement à propos de la canule de Hahn pour ne pas avoir à y revenir ici. Le tamponnement prolongé du larynx peut quelquefois aussi déterminer des accidents. Il donne souvent lieu à des ulcérations de la muqueuse et Palmie cite un cas de paralysie des cordes vocales qui atteignit un de ses malades; aussi recommande-t-il, si l'on veut employer cette méthode, de faire la trachéotomie basse afin que le tampon ne porte pas sur les cordes vocales.

Dans l'examen des différentes méthodes de tamponnement que nous venons de faire nous avons beaucoup insisté sur les défauts sans mettre en relief les qualités. C'est que, pour nous, ces qualités sont encore à trouver. En dépit des promesses de leurs inventeurs, les canules-tampon sont peu pratiques et d'un maniement peu sûr ; elles ont, en outre, le grave inconvénient de ne pouvoir être que difficilement supportées par les malades, si bien qu'un grand nombre d'auteurs, parmi lesquels se trouve même Trendelenburg, conseillent de recourir aussi vite que possible à la canule ordinaire, dès la fin de l'opération ou au plus tard dans les 24 heures. A quoi se réduisent alors leurs avantages? à empêcher uniquement le sang d'entrer dans la trachée, puisqu'elles sont incapables d'assurer l'antisepsie consécutive. Dans ces conditions elles ne présentent pour ainsi dire aucune supériorité sur les simples canules. Les expériences de Blandin, de Debrou, de Billroth, de Verneuil, de Nussbaum et de bien d'autres ont démontré en effet, depuis longtemps déjà, qu'une canule à trachéotomie ordinaire placée dans la trachée permet assez bien d'éviter pendant une opération l'irruption du sang dans les bronches et sans qu'il soit nécessaire de prendre aucune autre précaution. Aussi un certain nombre de chirurgiens tels que Underhill, Pilcher, Ratton, Simon, Busch ont-ils continué, même après l'invention de la canule-tampon, à suivre la pratique d'autrefois. Ils y apportaient cependant une amélioration, car ils avaient soin de fermer l'orifice supérieur du larynx à l'aide d'un tampon, suivant en cela les conseils de Nussbaum qui, en 1869, avait le premier mentionné avec précision ce perfectionnement. On peut dire toutefois que cette méthode était encore bien imparfaite, car le tamponnement du pharynx n'était guère appliqué que pendant le cours de l'opération, ce qui ne préservait pas du tout de la pneumonie septique. Il faut arriver à Kocher, 1880, pour voir mettre convenablement en œuvre le procédé. Ce chirurgien faisait intervenir dans la question de la trachéotomie préventive un nouveau facteur : l'antisepsie, dont on n'avait jusque-là tenu en pratique qu'un compte modéré. Il indiqua que le tamponnement des voies respiratoires ne devait pas seulement être appliqué pendant la durée de l'opération comme c'était la pratique habituelle, mais qu'il devait encore être continué pendant toute la période de cicatrisation de la plaie. Il avait essayé dans ses premières opérations d'arriver à ce résultat avec la canule de Trendelenburg, mais il ne tarda pas à voir les difficultés presque insurmontables auxquelles il se heurtait. La canule n'était pas supportée par les malades et elle n'arrivait pas, en outre, à empêcher les liquides de descendre du pharynx vers les bronches à cause de l'impossibilité qu'il y avait à maintenir constamment une distension modérée du ballon. Il finit par la délaisser pour la remplacer par le tamponnement du pharynx, et il arriva vite à cette conclusion que ce moyen est aussi sûr et même plus sûr pour maintenir l'imperméabilité des voies respiratoires que celui conseillé par Trendelenburg.

En systématisant l'emploi du tamponnement du pharynx, Kocher accomplissait une véritable révolution dans l'art de traiter les plaies de la cavité buccale et de l'arrière-gorge, et si l'on ne peut pas prétendre qu'il soit l'inventeur du procédé, puisque d'autres en avaient fait usage avant lui, on peut au moins dire qu'il est le premier à avoir reconnu sa portée. Aussi les Américains accolent-ils, non sans raison, à ce procédé de tamponnement le nom de Kocher.

Cette méthode trouva dès le début des adhérents en Allemagne, mais elle reçut un accueil encore plus favorable en Amérique et en Angleterre. Cela tient à ce que le terrain était tout préparé dans ces deux pays. Jamais, en effet, les chirurgiens anglais ou américains, à part Barker et Gerster, n'ont employé, qu'à titre d'essai tout au plus, les canules-tampons, ainsi que le témoigne la lecture des observations qu'li ont publiées. La discussion qui eut lieu le 9 janvier 1883, à la

Société de chirurgie de New-York, nous en fournit aussi une preuve.

Aucun des membres présents ne fit d'objection à l'emploi de la trachéotomie préventive, par contre tous ceux qui parlèrent en sa faveur furent unanimes pour rejeter les canules-tampon.

Mac Burney, qui avait soulevé la discussion, fit le procès de la canule de Trendelenburg et indiqua nettement ses préférences pour la méthode de Kocher.

La première fois qu'il fit une trachéotomie préventive il employa la canule de Trendelenburg, celle-ci se montra très incommode. Ayant vu appliquer chez Peters le tamponnement du pharynx, ainsi que chez d'autres dans la suite, il adopta cette méthode dans ses cas suivants et il en retira la plus entière satisfaction.

Post rapporta à son tour trois observations de trachéotomie préventive faite sans canule-tampon. Il s'était servi du procédé de Martin, de Boston, dans lequel on se borne uniquement au tamponnement du pharynx sans mettre de canule dans l'ouverture de la trachée.

G. A. Peters fit aussi le récit des ennuis qu'il avait éprouvés avec la canule de Trendelenburg. Une première fois elle ne fit qu'apporter de la gêne à l'opération. Il la modifia et s'en servit une seconde fois, le résultat fut encore médiocre. Une troisième fois il employa la méthode de Kocher et il en fut pleinement satisfait.

W. T. Bull vanta comme les autres le tamponnement du pharynx. Il l'avait utilisé quatre fois.

Briddon dit qu'il n'avait jamais vu employer la canule de Trendelenburg sans qu'il ne survînt quelque accident désagréable.

Weir s'est toujours servi du tamponnement du pharynx dans ses trachéotomies préventives.

Sands est le seul à rapporter une observation en faveur de la canule-tampon.

Cette discussion montre le peu d'estime dans lequel les Américains tenaient les canules-tampon, et les observations publiées dans la suite établissent assez que leur opinion n'a pas changé depuis 1883.

La communication de Mac Burney eut un grand retentissement dans les pays anglais. En 1888, le professeur Annandale, d'Édimbourg, fait paraître une note sur la trachéotomie préliminaire. Partageant entièrement les idées de Mac Burney qu'il cite, il estime comme lui que l'occlusion des voies respiratoires peut être assurée sans sortir des procédés simples et il décrit sa façon de faire.

16

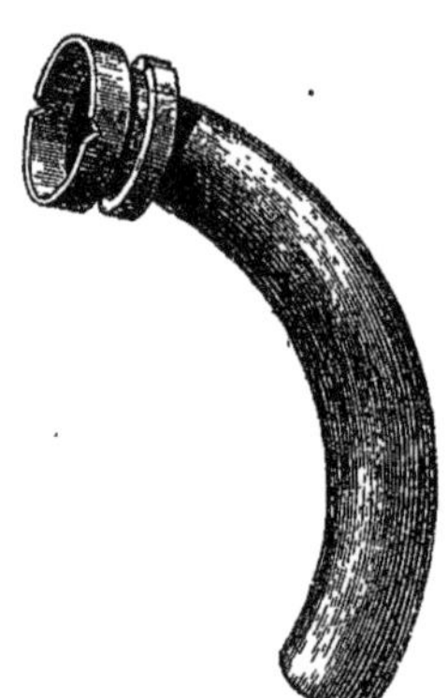

Canule recommandée par Annandale.

Son appareil consiste en un tube trachéal simple en vulcanite qui se continue à l'extérieur par un tube de caoutchouc long de 50 cent. environ et large de 1 cent. à 1 cent. 1/2. Une virole tournant librement autour du collet de la canule sert à l'adaptation de ce tuyau. Celui-ci est assujetti, pour plus de sûreté, à l'aide d'un fil de soie dont les extrémités passées au travers des lèvres de la plaie trachéale serviront à fixer la canule. Cette disposition permet de fermer en partie la plaie trachéale et même de maintenir sur elle un tampon si c'était nécessaire. L'administration de l'anesthésique se fait par l'extrémité libre du tube de caoutchouc que l'on introduit dans un verre au fond duquel est un tampon imbibé de chloroforme. Immédiatement avant l'opération, lorsque le malade est bien endormi, le pharynx est tamponné solidement de façon à détruire toutes les chances d'entrée du sang dans les bronches.

Butz qui a vu employer ce procédé chez Annandale publie à son sujet dans le *Petersb. med. Wochen.*, 1887, un article très élogieux. Comme Mac Burney, comme Annandale, L. Pilcher dans le *Reference Handbook of the Med. Scien.* (*art. Tracheotomy*) se basant sur son expérience personnelle, trouve le tamponnement du pharynx préférable au tamponnement de la trachée qui n'offre que des inconvénients.

Il serait difficile de trouver dans les pays anglais un article en faveur de la canule de Trendelenburg.

Aujourd'hui la méthode de Kocher est universellement adoptée aussi bien en Allemagne qu'en Amérique et en Angleterre; et le tamponnement permanent de la trachée à l'aide des canules-tampon est à peu près abandonné. Le tamponnement du pharynx peut seul donner confiance au chirurgien et lui assurer le succès.

Nous allons indiquer la marche à suivre et les précautions à prendre avant, pendant et après l'opération, lorsqu'on veut l'employer.

Nous ne nous arrêterons pas à discuter s'il vaut mieux faire la trachéotomie et l'opération fondamentale en une seule séance ou s'il est préférable de mettre un intervalle entre ces deux temps opératoires. Aujourd'hui la question est bien résolue, et tous les chirurgiens sont d'avis de procéder en une seule séance. L'opération fondamentale doit suivre immédiatement la trachéotomie. Ce n'est que dans des cas très spéciaux que l'on est autorisé à agir autrement, par exemple, lorsque le malade est très affaibli et qu'il a besoin de refaire ses forces, ou bien lorsqu'une asphyxie imminente force la main au chirurgien. On doit donc, avant de faire la trachéotomie, préparer tous les instruments nécessaires pour pratiquer l'opération principale. La canule que l'on emploiera devra être examinée avec soin.

Lorsque l'on ne craint pas d'appliquer la compresse de chloroforme directement au niveau de l'orifice trachéal la préparation des instruments pour la trachéotomie sera très simple. Une canule quelconque suffira. Bull, Weir, Post de New-York, Martin de Boston ont suivi cette pratique et n'ont pas eu à s'en plaindre. D'ordinaire cependant, l'appareil est un peu plus compliqué et l'on se sert d'un tube en caoutchouc pour porter dans la trachée les vapeurs du chloroforme. Il diminue l'action irritante de l'anesthésique sur les bronches et si l'expérience des chirurgiens que nous venons de citer montre qu'il ne faut pas craindre outre mesure cette irritation, les brûlures cutanées que nous observons souvent à la suite des chloroformisations nous indiquent aussi qu'elle peut se produire. Ce tube a, en outre, l'avantage de dégager le champ opératoire en permettant au chloroformiste de se tenir à distance, ce qui est presque indispensable dans les opérations où l'incision porte au-dessous du maxillaire inférieur.

Si l'on peut se procurer une canule spécialement construite pour la circonstance dans le genre de celle recommandée par Annandale et Butz, l'emploi du tuyau en caoutchouc ne créera pas de difficultés, mais, si l'on ne peut avoir une canule semblable à sa disposition, il sera nécessaire de trouver une combinaison pour utiliser la canule que l'on possède, ce qui sera assez simple, car la trachéotomie préventive avec tamponnement du pharynx ne demande aucun instrument spécial.

Supposons que l'on ait une canule de Lüer qui est la canule la plus usitée chez nous.

On pourra lui adapter un tube en caoutchouc de différentes façons, soit en introduisant le tube dans la canule externe en place de la canule interne, soit en le fixant à la canule interne ou bien à la canule externe après avoir enlevé la plaque mobile, ce qui est facile. On pourrait aussi se contenter de diriger l'orifice du tube vers l'orifice trachéal sans le fixer.

Ce tube devra avoir environ 50 cent. de longueur. Son diamètre pourra être variable. Krishaber a démontré qu'une lumière de 6 à 8 millim. suffit pour assurer la respiration d'un adulte. Il n'y a aucun inconvénient à se servir d'un tube à gros diamètre.

Pour donner le chloroforme, l'entonnoir dont la large ouverture sera recouverte d'une compresse ou d'une flanelle est encore ce qu'il y a de mieux. Il est toujours facile de s'en procurer un.

Comme on le voit, en cas de nécessité on pourra procéder le plus simplement du monde sans engager en rien la sécurité de l'opération.

Ces préparatifs terminés on pratique la trachéotomie. On donnera du chloroforme au malade, à moins qu'il n'y ait une contre-indication absolue. L'anesthésie ne devra pas être poussée trop loin cependant, car il est utile en cas d'hémorrhagie que le malade ait sa connaissance et le libre jeu de ses réflexes pour expulser le sang qui aura coulé dans la trachée.

Nous laisserons à chacun le choix du procédé de trachéotomie qui lui paraîtra le plus convenable. Tous les procédés sont bons quand on en a l'habitude et peu importe que l'on arrive dans la trachée en un temps, en deux temps ou plusieurs temps, pourvu que l'on arrive à placer la canule. Il est toutefois une recommandation utile à suivre, c'est de faire la trachéotomie haute, la trachéotomie basse exposant à une hémorrhagie abondante et à une infection plus facile de la plaie.

La canule placée, l'hémorrhagie arrêtée, on adapte alors le tube de caoutchouc à la canule et l'on continue le chloroforme par la nouvelle voie que l'on s'est ouverte. On attend en général ce moment pour placer le tube à cause de l'hémorrhagie qui suit toujours la trachéotomie. Les quintes qui surprennent le malade rejetteraient le sang dans sa cavité et l'obstrueraient.

Lorsque le malade est bien anesthésié on procède au tamponnement du pharynx. Cette manœuvre devra être exécutée avec soin.

On utilisera comme tampon soit de la gaze, soit une éponge. La gaze a l'avantage d'être plus fixe, une fois pressée elle n'a guère de tendance à se dilater. Par contre, l'éponge a de grandes propriétés d'absorption, mais elle est peut-être plus difficile à maintenir sous pression. Elle tend toujours à se desserrer sous l'influence de l'imbibition. Pour assurer une plus grande imperméabilité au tampon Mac Burney et Annandale recommandent d'appliquer directement au-dessous de lui un tissu caoutchouté. Cette précaution sans être indispensable peut ne pas être inutile. Toutes ces pièces devront être munies de fils afin de pouvoir être retirées facilement.

Ce mode de tamponnement est bien supérieur au tamponnement de la trachée, ainsi qu'on peut s'en assurer en pratiquant des irrigations dans la bouche et le pharynx lorsqu'il est appliqué. La fermeture de l'orifice supérieur du larynx est hermétique. Il a, en outre, l'avantage d'obturer complètement l'orifice des voies digestives et après l'opération, si le malade fait des efforts de vomissement, on n'est pas exposé à voir la plaie opératoire souillée par les déjections stomacales.

Ce tamponnement pourrait à la rigueur devenir incommode

pendant les manœuvres sur la partie tout à fait inférieure du pharynx, cependant aucun chirurgien ne s'en est plaint. Si l'on avait lieu de craindre d'être gêné par lui, rien ne serait plus simple que de le remplacer par le tamponnement direct du larynx qui sera pratiqué de la même façon. Ce tamponnement sera facile à exécuter, car la pharyngotomie sous-hyoïdienne aura sans doute été faite au préalable et l'orifice du larynx sera en vue de l'opérateur. L'emploi d'un tissu imperméable pour recevoir le tampon sera ici tout à fait indiqué.

L'orifice supérieur du larynx obturé, le chirurgien peut commencer son opération sans la moindre inquiétude. Les dangers d'asphyxie par le sang sont écartés.

On n'a plus, en général, à s'occuper du tamponnement jusqu'à la fin de l'opération, mais quand l'hémorrhagie est considérable il est quelquefois utile de le changer. Il suffira alors d'appliquer une éponge sur les surfaces saignantes et le remplacement du tampon s'effectuera sans qu'une goutte de sang descende dans le pharynx.

Quand l'opération est terminée et que l'hémostase est complète, que faudra-t-il faire ? Ici la conduite du chirurgien doit varier suivant les cas. Si l'on vient d'enlever un polype naso-pharyngien à pédicule mince et peu vasculaire, on n'a guère à redouter un retour de l'hémorrhagie ou des complications infectieuses consécutives. La trachéotomie préventive peut être considérée comme ayant fini son rôle et l'ablation immédiate de la canule ne présente aucun danger. Certains auteurs ont même proposé de faire la suture immédiate de la trachée, ce qui réduit à son minimum le délabrement produit. Mais si la tumeur que l'on vient d'enlever laisse après elle une large surface cruentée ou une plaie suturée dont on veut assurer la réunion il est indispensable de conserver la canule à demeure afin que l'on puisse se défendre et contre l'hémorrhagie et contre l'infection.

Kocher a bien tracé les règles à suivre dans ce cas et sa pratique est aujourd'hui suivie par la plupart des chirurgiens. Après avoir suturé la plaie cutanée, s'il y en a une, il débarrasse la cavité buccale et le pharynx du sang qui s'y rencontre, il aseptise ensuite les parties cruentées s'il le juge à propos, puis il retire le tampon placé dans le pharynx. Il procède alors au pansement occlusif de la plaie sans s'écarter en aucune façon de la pratique suivie pour le pansement des plaies ordinaires. Il bourre le pharynx, la bouche, les fosses nasales de gaze iodoformée ou salolée. Il insiste particulièrement sur l'utilité qu'il y a à bien tamponner le pharynx. C'est au fond du pharynx que viennent aboutir en dernier lieu les liquides de la bouche et de la cavité pharyngienne. C'est là qu'ils s'accumulent avant d'aller se répandre dans les bronches, aussi importe-t-il de les drainer au fur et à mesure. Kocher se sert d'une éponge pour faire ce drainage.

Le pansement devra être changé deux fois par jour pour permettre le passage de la sonde stomacale avec laquelle on nourrira le malade. C'est là une nécessité à laquelle il faut se soumettre. Du reste, lorsque la plaie suinte beaucoup ce renouvellement au moins partiel du pansement n'est pas inutile, car le tampon pharyngé est celui qui s'imbibe le plus et il y a toujours à craindre, au début surtout, que les liquides ne pénètrent dans le larynx.

Quand faudra-t-il enlever la canule ? La réponse ne peut guère être donnée avec une précision absolue à cause des différences que présentent les cas entre eux et à cause aussi de la pratique différente des opérateurs pour des cas semblables. Il est permis de dire cependant que pour les ablations de langue soit totales, soit partielles, la canule doit rester en place au moins pendant deux ou trois jours.

C'est la pratique de Barker, de Hahn; Kocher tendrait à la conserver quelques jours de plus.

Pour les résections du maxillaire un certain nombre d'opérateurs enlèvent la canule aussitôt l'opération terminée. C'est ce que fit Nussbaum dans son cas qui fut le premier où l'on employa le tamponnement du pharynx. Schœnborn la laissa 24 heures. Trendelenburg, en 1873, conseilla de la maintenir pendant une semaine environ à moins de complications. Hahn la retire au bout de deux, trois et cinq jours.

Dans les grosses opérations sur le pharynx les chirurgiens tendent à laisser la canule pendant un temps plus long. Simon ne l'enlève qu'au bout de 8 jours (*résection des deux maxillaires*), Kocher au bout de 12 à 18 jours, W. Grant au 12ᵉ jour, Weir au 18ᵉ, Charters Symonds au 12ᵉ, Baum au 8ᵉ. D'autres, au contraire, retirent la canule le jour même, tels que James Wilson et Lange, mais un des malades de ce dernier mourut d'hémorrhagie et il se repentit de ne pas avoir pratiqué le tamponnement plus longtemps (*New-York med. Journ.*, 29 janv. 1887, p. 135). Cheever, pour cancer de l'amygdale extirpé par voie externe, retire la canule le lendemain. Hahn la maintient pendant 4 jours environ après les extirpations de cancer du pharynx et de l'amygdale.

Malgré la diversité des opinions exprimées il ressort cependant que si, pour les ablations de langue et les résections du maxillaire, la canule peut être enlevée du 2ᵉ au 5ᵉ jour, elle doit rester en place de 8 à 15 jours et même plus après les grosses opérations sur le pharynx. Ce sont ces données que nous fournirons comme données générales.

AVANTAGES DE LA TRACHÉOTOMIE PRÉVENTIVE

La trachéotomie préventive, avec les perfectionnements que lui ont fait subir Kocher et les chirurgiens anglais et américains, ne peut guère être considérée comme une opération compliquée. Cela fait disparaître une grosse objection formulée contre elle. Comme, d'autre part, de l'avis général, elle est assez bénigne dans ses conséquences et qu'elle fournit en outre, aux chirurgiens qui en ont fait usage, des garanties supérieures à celles offertes par les autres méthodes au point de vue de la sécurité des résultats, nous ne voyons plus les raisons que l'on pourrait invoquer pour la combattre. Aussi espérons-nous faire disparaître toutes les préventions élevées contre elle en énumérant maintenant les nombreux avantages qu'elle présente dans les opérations sur la face et le pharynx et en faisant ressortir les inconvénients opposés qui en résultent lorsqu'on rejette son emploi.

Ces avantages sont loin d'être médiocres, car dans la catégorie d'opérations à laquelle nous faisons allusion la trachéotomie préliminaire avec tamponnement du pharynx est la seule méthode qui permette : 1° de faire bénéficier le malade d'une anesthésie complète ; 2° de prévenir les dangers d'asphyxie par entrée du sang dans la trachée et les bronches ; 3° de maintenir l'asepsie de la plaie après l'opération. Elle défend ainsi et les intérêts du malade et les intérêts du chirurgien. Cette méthode a, en outre, l'avantage d'agrandir le domaine de l'intervention chirurgicale, car sans elle il est des opérations qu'il eût été impossible de tenter. Enfin elle nous permet parfois de substituer des opérations plus simples, moins graves à des opérations plus compliquées et entraînant souvent à leur suite des déformations désagréables pour le malade.

Anesthésie. — La trachéotomie préventive, avons-nous dit, est la seule méthode qui permette d'obtenir et de maintenir une anesthésie complète pendant toute la durée d'une opération sur la face. Il suffit de l'avoir vu mettre une fois en usage pour s'assurer qu'elle possède cet avantage. Sans ouverture préalable de la trachée, la chloroformisation est un vrai leurre pour le malade. Celui-ci est opéré engourdi et se débattant et il n'est pas rare au cours de l'opération d'assister à une conversation entre lui et le chirurgien. Aussi est-on frappé vivement du changement apporté par l'emploi de la trachéotomie. Le malade s'endort profondément, si bien que l'on se trouve presque choqué dans ses habitudes. Ce qu'il y a aussi de très curieux, c'est que l'anesthésie se produit plus rapidement et plus facilement qu'à l'ordinaire ; la période d'excitation est moins longue ou n'existe même pas du tout. Cette particularité était connue depuis longtemps déjà par les physiologistes.

Si l'on vient, dit Cl. Bernard (*Lec. sur les anesthésiques et l'asphyxie*), à adapter à un chien une muselière avec sa boîte à chloroforme, l'animal manifeste de l'agitation pendant les premiers moments. Il gémit et fait des soubresauts violents. Cela tient à ce que le chloroforme irrite la muqueuse des lèvres et des fosses nasales où aboutissent des fibres sensitives nombreuses et délicates. P. Bert a établi l'exactitude de cette explication en ouvrant la trachée de l'animal et en dirigeant les vapeurs anesthésiques par l'ouverture artificielle ainsi produite (*Journ. de l'anat. et de la phys.*, 1867). Alors, les membranes muqueuses buccales et nasales n'étant plus exposées à l'action irritante du chloroforme, l'anesthésie arrive sans que l'animal manifeste d'agitation.

La voie trachéale est certainement la meilleure voie pour administrer le chloroforme. Elle conduit plus rapidement à l'insensibilité et elle supprime une des grandes causes de mort par le chloroforme : la chute de la base de la langue sur l'orifice supérieur du larynx. Grâce au tube de caoutchouc et à l'entonnoir que l'on adapte le plus souvent à la canule on surveille plus facilement aussi l'action de l'anesthésique. L'entonnoir renforce le bruit respiratoire, et la moindre modification du rythme est aussitôt saisie par l'oreille.

Cette chloroformisation aisée, régulière, entraîne avec elle ses agréments. Le malade étant dans la résolution complète, le chirurgien n'a plus à lutter avec lui pour placer une pince ou une ligature, il opère sans s'intimider et en pleine possession de lui-même.

Rien que ce seul fait de pouvoir opérer tout tranquillement devrait entraîner le chirurgien à pratiquer la trachéotomie, et Kirmisson cite dans sa thèse l'observation d'un collégien qui mourut à la suite d'une simple section du voile du palais que M. le professeur Verneuil lui fit pour traiter un polype naso-pharyngien. Il sortit des flots de sang de la bouche et il fut impossible de maîtriser l'hémorrhagie à cause de l'indocilité de l'enfant.

L'anesthésie dans les opérations sur la face ménage les forces du malade en supprimant la douleur, elle se traduit aussi pour ce dernier par une économie de sang à cause de la facilité et de la rapidité plus grande avec laquelle peut se faire l'opération.

Hémostase. — C'est surtout en prévenant les dangers de l'hémorrhagie que la trachéotomie préliminaire manifeste ses bienfaits d'une façon des plus saisissantes.

L'hémorrhagie est la grande complication dans les opérations sur la face et le pharyux et il n'est pas rare de voir dans les observations un chirurgien constater que s'il n'avait pas eu recours à la trachéotomie le malade serait mort entre ses mains. Et il n'y a pas que ceux qui pratiquent résolument et d'emblée la trachéotomie à faire ces aveux. Il suffit de parcourir les bulletins de la Société de chirurgie pour s'en convaincre et s'assurer en même temps que la trachéotomie préventive n'est pas toujours une opération inutile.

Nous avons déjà eu l'occasion de signaler l'observation que présenta en 1870 M. Verneuil à la Société de chirurgie, à propos d'un polype naso-pharyngien.

Lorsque M. Verneuil, après avoir réséqué le maxillaire supérieur, essaya d'enlever le polype par fragments le sang se mit à couler avec une telle abondance, malgré les pinces que l'on chercha à appliquer sur le pédicule, que la syncope arriva, puis la mort.

L'extirpation n'avait pas été complète.

Dans ce cas, sans doute, la trachéotomie aurait sauvé la vie du malade.

En 1873, le 18 juin, la question des polypes naso-pharyngiens reparaît devant la Société de chirurgie avec Duménil, de Rouen, qui communique quatre cas d'extirpation de cette variété de tumeur. Son deuxième opéré mourut pendant le cours de l'opération.

Un prolongement nasal que Duménil voulut extirper fournit une grande quantité de sang. Le malade accusa bientôt une grande faiblesse. L'introduction répétée d'éponges finit par tarir l'hémorrhagie, mais la faiblesse resta extrême, le pouls devint misérable, la peau se refroidit et 3/4 d'heure après le malade succomba avec des phénomènes d'oppression, de cyanose, des convulsions.

A propos de ce cas Demarquay rapporta une observation de sarcome du pharynx qu'il opéra chez une dame de 48 ans, et dont nous avons déjà parlé.

Le chloroforme donné, la résection du maxillaire supérieur pratiquée, la tumeur isolée, Demarquay s'apprêtait à cautériser quand il s'aperçut que la malade était livide. Elle eut une syncope et mourut. A l'autopsie on trouva l'arbre bronchique gauche rempli de sang. La bronche droite était libre mais insuffisante pour compenser la suppression brusque de la respiration dans tout le poumon gauche.

La discussion qui suivit la lecture de ces observations montra combien était grande la terreur qu'inspirait aux chirurgiens l'hémorrhagie qui accompagne l'extraction des polypes naso-pharyngiens. Chassaignac rapporta que des hémorrhagies immédiatement mortelles ont été maintes fois observées et que dans certains cas où ces hémorrhagies n'ont pas causé la mort sur-le-champ elles ont eu le pouvoir d'arrêter court au milieu de son opération le chirurgien effrayé et n'osant continuer. C'est ainsi que Giraldès (*Traité des opérations*, tome II, p. 446) fut obligé de remettre précipitamment une opération de polype naso-pharyngien qu'il pratiquait et que Bruns, de Tubingue, dans trois cas analogues fut aussi forcé de laisser l'opération inachevée par suite d'hémorrhagie (*Berl. Klin. Wochen.*, 1872, n°s 12 et 13).

A cette époque, dans une leçon clinique recueillie par la *Gazette des hôpitaux*, 1873, Fleury, de Clermont, nous signale aussi les dangers de l'hémorrhagie dans les opérations pour polypes naso-pharyngiens.

Pour opérer, il asseoit le malade sur une chaise et il place auprès de lui un matelas sur lequel il devra être couché s'il est trop fatigué ou si une syncope se produit. C'est une précaution qu'il considère comme indispensable et qui lui a toujours été très utile. Le matelas servit du reste pour le malade dont il relate l'observation dans sa leçon. Il eut une syncope que l'on crut un instant devoir être mortelle, mais elle ne se prolongea pas, ce qui permit de continuer l'opération.

Dans une clinique publiée dans la *Gazette des hôpitaux*, en 1879, p. 785, le professeur Verneuil rapporte aussi qu'il a perdu sur la table d'opération, des suites d'une hémorrhagie, un malade qu'il opérait pour un polype naso-pharyngien ; un autre eut le même sort. Un troisième faillit de même mourir d'hémorrhagie. La température tomba à 35° quelques heures après l'opération. Il guérit, mais non sans avoir inspiré des inquiétudes très sérieuses.

Kirmisson, dans sa thèse de doctorat, 1879, relate un autre fait de mort par hémorrhagie. Chez un collégien de 16 ans très robuste, mais très indocile, atteint de polype naso-pharyngien, le professeur Verneuil fendit le voile du palais sur la ligne médiane pour découvrir la tumeur. L'incision dut être pratiquée en plusieurs temps à cause de l'indocilité du malade qui refusait obstinément d'ouvrir la bouche ou ne l'ouvrait que pour cracher des flots de sang. L'hémorrhagie fut très considérable. Dès le soir même le malade était pris de délire et le lendemain il succombait.

Dans cette même thèse se trouve une observation due à M. Heurtaux, de Nantes, où la mort faillit encore arriver par hémorrhagie. Après avoir mobilisé les os du nez, M. Heurtaux chercha à détacher les insertions du polype au thermocautère.

Pendant ce temps il s'écoula des flots de sang, ce qui obligea à terminer rapidement l'opération.

Le malade resta longtemps dans un état syncopal, sans pouls, les yeux atones ; la mort paraissait imminente. La guérison survint cependant.

Le 18 mai 1880, Cruveilhier présenta à la Société de chirurgie un jeune homme à qui il avait enlevé un énorme polype naso-pharyngien. Il y eut pendant l'opération une hémorrhagie formidable qui faillit enlever le malade.

Ces diverses observations que nous venons de citer montrent que les dangers de l'hémorrhagie ne sont pas illusoires dans les opérations sanglantes pour polypes naso-pharyngiens. Nous pourrions probablement sans beaucoup de peine augmenter leur nombre, mais nous voulons nous limiter à ces quelques cas et en tirer les déductions qui en découlent. Les cas de mort que nous avons recueillis sont au nombre de six seulement. On pourrait nous objecter qu'ils ne sont pas assez nombreux pour appuyer une démonstration, mais nous répondrons que ces cas ne portent que sur une période de dix années seulement et qu'ils ont été empruntés uniquement aux Bulletins de la Société de chirurgie, à la thèse de Kirmisson et à la *Gazette des hôpitaux*, et si l'on feuillette ces recueils on arrive à se convaincre que les observations de polypes naso-pharyngiens présentées ne sont pas très nombreuses. Si nous ajoutons encore que les cas heureux trouvent plus facilement le chemin de la publicité que les autres, nous finirons par nous persuader que les cas de mort doivent être en réalité plus fréquents. Si les cas que nous relatons avaient été communiqués par des chirurgiens inconnus, on pourrait à la rigueur se borner à les accuser de maladresse, mais il n'en est rien. Ils ont tous été fournis par des chirurgiens éminemment compétents dans la matière et, chose curieuse, c'est M. le professeur Verneuil qui accuse le plus grand nombre de décès. Sur les six cas quatre lui appartiennent. Or M. le professeur Verneuil est un des chirurgiens qui ont opéré le plus de tumeurs de la face et un de ceux qui possèdent le plus de compétence à ce sujet. Cela explique précisément la franchise qu'il a mise à accuser ses insuccès.

Mieux que les observations que l'on recueille, l'étude des phases par lesquelles a passé le traitement des polypes naso-pharyngiens nous fournit la preuve du danger de l'hémorrhagie. La méthode sanglante est certainement celle qui donne les meilleurs résultats, et cependant après l'avoir essayée bien des fois les chirurgiens en sont arrivés tous à se ranger à l'opinion de Legouest, de Gosselin, de Trélat pour lesquels une palliation des phénomènes est bien suffisante pour mener les malades jusque vers l'âge de 25 ans, époque à laquelle les polypes guérissent d'eux-mêmes. Forgue et Reclus expriment encore cette opinion dans leur thérapeutique chirurgicale.

Si nous insistons tant sur les dangers de l'hémorrhagie dans l'extirpation des polypes naso-pharyngiens, ce n'est pas que cette complication soit inconnue dans les ablations des autres tumeurs de la face et du larynx. Kirmisson rapporte une observation de mort par hémorrhagie à la suite de l'opération d'un épithélioma par M. le professeur Verneuil. La langue fut sectionnée à l'écraseur. A peine le dernier coup de chaîne fut-il donné que le malade rendit des flots de sang noir par la bouche. La langue fut saisie avec une érigne, mais il fut impossible au milieu du sang et de la gêne respiratoire de lier l'artère linguale. La respiration devint de plus en plus embarrassée, l'asphyxie se prononça. Le malade mourut deux heures après avoir été reporté dans son lit, la respiration étant toujours très gênée.

En 1885, nous trouvons une autre observation où l'on signale une chaude alerte (*Gaz. des hôp.*, *Cliniq. de la Pitié*) pendant le cours d'une opération pour un cancer étendu de la langue. L'hémorrhagie fut due, il est vrai, à la veine jugulaire interne, mais un flot de sang vint inonder la plaie opératoire et il aurait pu en résulter une asphyxie immédiate.

Écoutons ce que dit Després à propos du traitement du cancer de la langue par la méthode sanglante, à une époque où il passait pour ne pas avoir peur du sang et pour ne pas opérer plus mal que les autres. « Les chirurgiens qui faisaient autrefois ces opérations au bistouri étaient des hommes. Je leur envoie mes compliments rétrospectifs. Pour faire ces opérations il fallait être chirurgien ; mais les malades perdaient beaucoup de sang. Ils avaient des hémorrhagies qu'il fallait arrêter au fer rouge. » (*Gaz. des hôp.*, 1886).

Nous noterons cependant que les observations où la mort survint à la suite d'hémorrhagie dans les extirpations de langue, sont assez rares en France. Cela tient à ce que nous n'opérons guère les cancers étendus. Ces observations sont aussi très rares en ce qui concerne l'ablation des tumeurs du pharynx en dehors des polypes naso-pharyngiens, pour la raison que nous venons d'exposer. Sans trachéotomie préventive ces opérations sont pour ainsi dire impossibles. M. Polaillon qui n'a pas voulu y recourir a perdu d'hémorrhagie deux malades sur quatre (*Soc. de chir.*, 1886). L'hémorrhagie s'est faite à vrai dire aux dépens de la carotide externe liée préventivement. Il n'en est pas moins vrai que l'opération sur le pharynx en a été la cause indirecte.

L'hémorrhagie occasionne aussi de temps en temps la mort dans les résections du maxillaire, et sur trois cas d'urano-staphylorraphie que nous avons pu suivre cette année, une fois le malade mourut quelques heures après l'opération des suites d'une hémorrhagie grave.

Si nous nous arrêtons aussi longuement sur les dangers que font courir les hémorrhagies dans les opérations sur la face et sur le pharynx lorsque l'on délaisse la trachéotomie, ce n'est pas que nous prétendions les éviter en la conseillant. Telle n'est pas notre idée, ce que nous soutenons seulement c'est que l'hémorrhagie perd presque toute sa gravité.

Comme on n'a pas à s'occuper de l'entrée du sang dans les voies aériennes, on a tout son temps pour faire l'hémostase. Que voit-on tous les jours lorsque l'on opère sur la face ? Si l'opération dure une heure, il faut bien compter sur ce temps une demi-heure de perdue ou d'employée à passer des éponges dans le pharynx. La préservation du larynx, telle est la grande préoccupation du chirurgien et de ses aides. Ils lui sacrifient tout. Peu importe d'où vient le sang, on n'a pas le temps de se renseigner à ce sujet. Au contraire, lorsque la trachéotomie est pratiquée, le chirurgien n'a plus lieu d'être effrayé par la vue du sang qui coule. Si l'hémorrhagie devient trop violente, il peut à la rigueur placer des ligatures ou bien au moins tamponner la plaie sans aucune crainte. De cette façon, l'opération dure moins longtemps, c'est une économie de sang pour le malade et un surcroît de résistance qu'on lui conserve pour résister à l'infection.

Infection. — Puisque ce mot d'infection vient de nous échapper, nous allons maintenant en parler et montrer combien la trachéotomie préventive constitue un moyen héroïque pour lutter contre elle.

Il est curieux de voir la lenteur que cette notion de l'infection a mise à s'introduire chez nous en ce qui concerne la chirurgie de la face et du pharynx. Lorsqu'il s'agit de faire une opération sur le vagin, il n'y a pas de précaution que nous ne prenions. La malade est purgée une ou plusieurs fois et souvent huit jours avant d'intervenir, nous commençons à faire des irrigations vaginales et à pratiquer le tamponnement pour mieux assurer l'asepsie de la région. Le microbe est pourchassé avec furie. Lorsqu'il s'agit d'une opération sur le rectum nous essayons de suivre la même pratique. Pour la bouche, au contraire, la plupart des chirurgiens paraissent peu se soucier de ces précautions. Le malade est porté de son lit sur la table d'opération sans avoir subi la moindre préparation. Il semblerait que les plaies de cette cavité obéissent à d'autres lois que les autres plaies, mais les résultats obtenus tant par les chirurgiens d'autrefois que par les chirurgiens d'aujourd'hui établissent clairement combien est erronée une pareille croyance, et Whitehead, dans une statistique de 136 cas publiée en mai dernier, accuse encore une mortalité de 19 0/0 pour le cancer de la langue, même en comprenant dans ce nombre les cas très simples.

A vrai dire, l'infection apparaît ici sous une forme un peu spéciale, la forme pulmonaire, car depuis que l'on sait à peu près désinfecter une plaie, il est rare d'observer l'infection sous forme généralisée.

Les premiers chirurgiens qui se lancèrent dans les larges opérations sur la face, eurent bien l'attention attirée de ce côté ; leurs malades mouraient très souvent avec des symptômes pulmonaires, et à l'autopsie ils constataient des abcès pulmonaires ou d'autres signes d'inflammation des poumons et des bronches, mais ils ne surent pas pendant longtemps rapporter à leur vraie cause les lésions observées.

Les Allemands furent les premiers à la soupçonner, en l'attribuant au transport dans les bronches de parcelles alimentaires.

Ils inventèrent les canules-tampon et l'amélioration considérable des résultats qu'ils obtinrent tendit à prouver qu'ils étaient dans le vrai. Ils s'aperçurent cependant que la canule-tampon n'enrayait pas toujours la broncho-pneumonie. C'est que, si elle empêchait le passage des parcelles alimentaires, elle n'arrêtait pas la filtration des liquides septiques venus de la bouche. Aussi, tout en gardant leur mot de Schulck-pneumonie ou de pneumonie par déglutition, ils ne tardèrent pas à élargir sa signification et à en faire le synonyme de pneumonie infectieuse.

Dans sa thèse inaugurale sur l'extirpation totale de la langue, 1878, Schläpfer, élève de Rose de Zurich, réunit les résultats de 50 opérations. Sur ces 50 opérés appartenant à différents chirurgiens, 11 moururent, d'où 22 0/0 de mortalité se décomposant ainsi : 1 cas de septicémie, 1 cas de catarrhe intestinal, 3 pneumonies, 3 pyémies avec pneumonie, 2 pyémies, 1 cas d'inanition. Cela fait 12 0/0 seulement de cas de mort par affection pulmonaire. Mais ce total de 12 0/0 ne représente pas le vrai chiffre, car Schläpfer a emprunté ses observations de ci, de là, et l'on sait que les cas heureux sont plus facilement publiés que les cas malheureux. En tous cas, notons que l'infection est presque uniquement la cause de la mort.

Les chiffres fournis par Barker, de Londres, en 1879, sont plus exacts que ceux de Schläpfer. Frappé comme bien d'autres par le large pourcentage de morts après les opérations sur la langue, par suite de pneumonie septique avec gangrène et abcès du poumon, il rechercha dans les cahiers d'observations de University College, les cas d'épithélioma de la langue opérés de 1871 à 1877. Sur 36 malades admis, 21 subirent une intervention, les autres furent considérés comme trop avancés. Sur ces 21 malades, 8 moururent, 13 guérirent. Dans ces 8 cas, on observa à l'autopsie 2 fois de la pneumonie avec abcès du poumon, 1 fois de la pleurésie avec bronchite, 1 fois de la pneumonie avec hépatisation grise, 2 fois de la septicémie avec des poumons sains à la vue, 1 fois de l'œdème de la glotte. Cela fait 23 0/0 de mortalité par affection pulmonaire. Tous les chirurgiens qui se sont occupés, dit Barker, de ces sortes d'opérations, savent les difficultés que l'on éprouve pour lutter contre la fétidité produite par les décompositions intra-buccales. Lorsque le patient est obligé de respirer jour et nuit ces émanations délétères, il ne faut pas s'étonner si les poumons arrivent à en souffrir.

Kocher démontra jusqu'à l'évidence le rôle de l'infection par voie pulmonaire dans les opérations sur la face et le pharynx. Sur 11 cas de cancer de la langue opérés il n'eut qu'un cas de mort, sur 5 extirpations du pharynx il n'eut qu'un insuccès. Il n'observa dans ces deux cas malheureux qu'une fois des complications pulmonaires : « Si, dit-il, nous n'avons pas eu d'aussi mauvais résultats que les autres chirurgiens, cela dépend, croyons-nous, du traitement consécutif. Le plus grand danger après ces sortes d'opérations, c'est l'infection sous toutes ses formes, mais surtout sous la forme à localisation pulmonaire ; elle est la grande cause de mort. »

La pneumonie septique était admise depuis longtemps déjà à l'étranger par la plupart des chirurgiens quand en France on ignorait encore à peu près complètement son existence. Grand fut l'étonnement des membres de la Société de chirurgie quand M. Monod vint annoncer qu'il avait fait une trachéotomie préventive non pas tant pour éviter les dangers de l'hémorrhagie que pour prévenir la pneumonie septique que l'on observe assez souvent après les opérations sur la bouche.

M. Monod ne faisait qu'énoncer là une idée bien courante à l'étranger et dont la justesse avait été démontrée par un grand nombre de succès, mais les esprits n'étaient pas préparés et personne ne le comprit.

Peu s'en fallut qu'on ne lui reprochât de vouloir lutter contre des moulins à vent, car personne ne connaissait la complication dont il parlait. M. Trélat avait opéré beaucoup de cancers de la langue, il avait comme les autres perdu quelques-uns de ses malades, mais il ne se rappelait pas avoir observé de pneumonie septique comme cause de mort, aussi émit-il des doutes sur son existence. Qu'est-ce que la pneumonie septique, disait après lui M. Terrier ? M. Berger ne la connaissait pas non plus, il craignait en revanche que l'entrée directe de l'air dans les bronches ne fût de nature à déterminer l'accident dont parlait M. Monod. Ce fut aussi l'opinion de plusieurs autres chirurgiens. M. Verneuil n'avait jamais non plus observé de complications pulmonaires à la suite des opérations sur la bouche. Il avait bien vu mourir de pneumonie des malades atteints de cancer de la langue ou du pharynx, mais cette pneumonie ne se développait qu'après de longs mois, quand les malades étaient devenus cachectiques. Il l'attribue au marasme et non à l'infection, aussi repousse-t-il la trachéotomie préventive. Pour démontrer que l'on peut bien faire sans elle une antisepsie suffisante, il cite même un cas de pharyngotomie pour cancer. L'opéré mourut, il est vrai, mais au bout de deux mois et de découragement, de marasme. L'exemple était mal choisi, car à l'autopsie on trouva de la congestion pulmonaire d'un côté et l'une des plèvres contenait un épanchement. C'est précisément là un cas d'infection pulmonaire, et Barker cite dans sa statistique une complication tout à fait semblable.

De toute cette discussion, il résulta que si l'on constate quelquefois des accidents pulmonaires à la suite des opérations sur la bouche, ces accidents ne sont pas de nature septique. Puisque l'infection n'existait pas, il n'était pas nécessaire de la combattre. Une légère antisepsie peut amplement suffire, ainsi que l'indiqua M. Berger, car les plaies de la face ne demandent qu'à se réunir le plus tôt possible. En outre, la trachéotomie fut considérée comme une opération dangereuse et favorisant l'apparition de la broncho-pneumonie.

Nous étions certes en retard, en 1886, au point de vue de la connaissance de l'infection.

Peu à peu cependant, sous l'influence de la communication de M. Monod et sous l'influence des recherches de laboratoire, la pneumonie septique finit par être reconnue et admise par tout le monde.

Les travaux bactériologiques ont, en effet, démontré à n'en

plus douter, que la pneumonie septique existe et qu'elle est la complication la plus redoutable des opérations sur la bouche et le pharynx.

Tous les microbes ou presque tous les microbes de la pathogénie humaine séjournent ou peuvent séjourner dans la cavité buccale (1). L'air extérieur, les aliments et les boissons les apportent à chaque inspiration, à chaque déglutition et le milieu qui leur est offert présente un ensemble de conditions très favorables à leur développement : une température élevée, un liquide suffisamment nutritif constitué par la salive mêlée aux débris alimentaires et aux produits de desquamation incessante de l'épithélium buccal.

Les interstices dentaires, la sertissure des dents, les sillons de la muqueuse, les cryptes amygdaliennes forment de nombreuses anfractuosités où le cantonnement et la colonisation sont des plus faciles.

Parmi ces microbes, les uns s'adaptent si bien à leur nouveau milieu, qu'ils y vivent indéfiniment et qu'on les rencontre dans la bouche de tous les sujets. Certains d'entre eux, et c'est le plus grand nombre, sont d'ordre banal, mais d'autres sont aussi éminemment nuisibles. Ils peuvent rester longtemps inoffensifs, mais qu'une condition favorise leur mise en activité et leur virulence reparaît. La carie, le tartre, les calculs salivaires, la pyorrhée alvéolaire, les angines, les amygdalites, les stomatites, les otites, la diphtérie ont pour origine les micro-organismes habitant la cavité buccale. Ils peuvent même envahir des organes plus éloignés et donner lieu à des gangrènes pulmonaires, des méningites et même produire l'intoxication généralisée.

Il n'existe, dit Netter, aucun foyer intrinsèque de la même

(1) Voir la thèse de doct. de TH. THOMAS. *De l'antisepsie appliquée au traitement des affections parasitaires de la bouche et des dents.* Paris, 1891.

importance que la bouche et par la quantité et par la qualité des microbes qu'il renferme. Placée au point d'entre-croisement des voies les plus fréquentées, la cavité buccale est en communication par le larynx et la trachée avec les bronches et les poumons ; par l'œsophage elle a accès au tube digestif, aux viscères abdominaux ; par la trompe d'Eustache elle se continue avec l'oreille moyenne et de l'oreille moyenne ses parasites peuvent arriver jusqu'au cerveau. Ils y parviennent aussi quelquefois par une autre voie en suivant les fosses nasales et la lame criblée de l'ethmoïde.

Parmi les micro-organismes qu'elle renferme et dont l'étude nous intéresse le plus, se trouvent le pneumocoque, le streptocoque et les staphylocoques.

Le pneumocoque, d'après Netter, existe à l'état normal chez 1/5 des sujets n'ayant jamais eu de pneumonie. S'il y a eu une pneumonie antérieure remontant à dix ans et plus sa fréquence s'élève à 80 0/0. Ce microbe, comme on le sait, est l'origine de la pneumonie, mais il peut aussi déterminer bien d'autres lésions. Dans la statistique des cas observés par Netter on trouve comme étant dues au pneumocoque : 33 0/0 des broncho-pneumonies, 35 0/0 des pleurésies purulentes, 38 0/0 des endocardites, 42 0/0 des péricardites, 42 0/0 des otites, 64 0/0 des méningites suppurées.

Le streptocoque est tout aussi dangereux que le pneumocoque. C'est lui qui occasionne le plus souvent les arthrites purulentes, la pyohémie, la septicémie sans suppuration. Netter l'a rencontré dans 49 0/0 des cas de broncho-pneumonie ; dans 50 0/0 des cas de pleurésie purulente ; dans 16 0/0 des cas de méningite. Il existe dans la bouche des sujets sains 5.5 fois pour cent.

Les staphylocoques, moins actifs, sont surtout les agents des suppurations locales.

Tous ces microbes pathogènes sont toujours prêts à évoluer. Or, quelles conditions plus favorables à leur développement que le terrain présenté par un individu porteur d'une tumeur de la bouche ou du pharynx.

Les recherches bactériologiques ont établi avec la plus grande évidence ce qui n'était autrefois que supposition, et la pneumonie septique n'est plus aujourd'hui contestée. Même dans les cas où l'examen à l'œil nu n'avait presque rien laissé soupçonner, l'examen bactériologique est venu affirmer son existence. Il en est advenu des lésions pulmonaires comme des infections péritonéales à la suite de laparotomie. Autrefois lorsqu'on ne trouvait pas de pus dans le péritoine on niait l'infection, mais lorsque la bactériologie a permis de découvrir l'existence du streptocoque même dans les cas de lésions très légères de la séreuse, on a bien été forcé de l'admettre.

Il est probable que si la question de la pneumonie septique revenait aujourd'hui devant la Société de chirurgie, elle ne trouverait pas non plus de chirurgien pour nier son existence. « Les pneumonies ne sont pas rares comme complications du cancer de la langue, dit A. Broca (*Traité de chir.* de Duplay et Reclus, vol. V, p. 385). Elles ne sont pas d'ailleurs spéciales au cancer de la langue, elles sont communes à tous les épithéliomas des voies digestives supérieures. Elles sont dues à la déglutition de parcelles septiques diverses, morceaux d'aliments, fragments ou sécrétions du néoplasme, qui de là pénètrent dans le larynx. Elles ne sont pas seulement importantes dans l'évolution naturelle du cancer, il faut en tenir aussi grand compte dans le pronostic opératoire, car elles sont une des principales causes de mortalité après les interventions où l'on a dû intéresser la mâchoire inférieure, le plancher de la bouche, la base de la langue et les piliers du voile. »

Si nous nous sommes un peu attardé à parler de la pneumonie septique, c'est que nous avons voulu montrer qu'il est impossible actaellement de discuter son existence et sa nature. Cette constatation était pour nous indispensable à faire.

Puisque l'infection soit sous forme localisée, soit même sous forme généralisée se montre après les opérations sur la bouche et le pharynx, et qu'elle est même la cause ordinaire de mort après ces sortes d'interventions, il faut à tout prix la combattre.

Or, c'est ici que la trachéotomie préventive apparaît avec tous ses avantages. A quoi se bornent d'habitude les précautions antiseptiques dans cette catégorie d'opérations ? à nettoyer la bouche avant de commencer, et à déterger la plaie aussi bien que possible dans les jours qui suivent. C'est là une pratique insuffisante qui n'a jamais donné que des résultats assez médiocres. Nous ne pourrions fournir à l'appui une statistique française, mais prenons les chiffres donnés par Whitehead dans une statistique de 136 cas de cancer de la langue, publiée en mai dernier dans le *British Med. Journ.* L'auteur accuse une mortalité de 19 0/0, même en y comprenant les petites opérations dont les suites sont généralement si bénignes. Il note que les chances de mort s'élèvent en proportion de l'envahissement du plancher de la bouche. Cela tient précisément à l'impossibilité qu'il y a de faire dans ces conditions une antisepsie sérieuse. Aussi Jacobson, un disciple de Whitehead, conseille-t-il, au risque de heurter les principes du maître, de pratiquer la trachéotomie préventive, quand le cancer atteint la moitié postérieure de la langue. En antisepsie il n'y a pas, en somme, deux poids et deux mesures. Dès qu'elle est reconnue indispensable, il faut la pratiquer dans les meilleures conditions possibles. Or la méthode de la trachéotomie préliminaire avec tamponnement du pharynx, est la seule à pouvoir assurer le résultat que l'on cherche.

Elle seule permet de faire de l'antisepsie avant, pendant et après l'opération.

Lorsque le tampon pharyngé est mis en place rien n'empêche de faire dans la bouche et le pharynx des lavages aussi soigneux que ceux que l'on pratique dans les autres régions, surtout si l'on fait reposer le tampon sur un imperméable. On pourra à plus forte raison déterger les parties malades. Cette antisepsie soigneuse avant et pendant l'opération est indispensable dans certains cas si l'on ne veut pas courir droit à un échec.

Si par hasard on se trouvait en présence d'un polype naso-pharyngien, qu'adviendrait-il ? Sanson rapporte dans sa thèse de concours de 1836 que Dupuytren, après avoir extrait par la voie nasale un volumineux polype naso-pharyngien et avoir évité les dangers que pouvait faire courir la gravité effrayante de l'hémorrhagie, vit son malade mourir six jours après d'accidents méningitiques. Il y avait un prolongement intra-crânien du polype.

Chassaignac, en 1873, dans la discussion sur les polypes naso-pharyngiens qui eut lieu à la Société de chirurgie, relata aussi deux cas de polypes naso-pharyngiens avec perforation de la base du crâne où la mort suivit l'opération.

Dupuy, l'interne de Demarquay, publie en 1874, un autre cas de mort par méningite chez un malade opéré d'un polype naso-pharyngien qui avait perforé la base du crâne (*Bull. Soc. anat.*, 1874).

Kirmisson, dans sa thèse de doctorat, cite une autre observation due à Heurtaux, de Nantes, dans laquelle le malade mourut avec des phénomènes méningés. A l'autopsie on trouva des foyers purulents sous la dure-mère, dans les mailles de la pie-mère et dans les sinus.

Ces quelques cas peuvent, pensons-nous, servir de résultats types lorsque l'on opère un polype naso-pharyngien avec prolongement intra-crânien.

« La perforation du crâne, dit le professeur Verneuil, est une complication devant laquelle le chirurgien s'arrêterait s'il avait une preuve certaine de son existence, car personne ne songerait à aller extirper le polype dans ces régions en pratiquant une plaie pénétrante du crâne.

Il faut croire que la perforation du crâne était considérée en 1879, époque à laquelle M. Verneuil fit sa clinique, comme entraînant constamment la mort après l'opération, car si grave que soit une intervention, lorsque le malade doit fatalement mourir d'asphyxie ou d'inanition, on est toujours en droit de lui donner une chance de guérison. Il est probable que de nos jours, avec la méthode classique chez nous, les résultats ne changeraient guère. La méthode de Kocher nous offre au contraire toutes les garanties. Elle met pour ainsi dire la trépanation de la base du crâne et la trépanation de la voûte dans les mêmes relations entre elles que l'ouverture du péritoine par voie vaginale par rapport à l'ouverture par la voie abdominale.

Dans les grosses opérations sur la langue et le pharynx en dehors des polypes naso-pharyngiens ce n'est plus l'infection des méninges qu'il y aura à craindre, mais l'infection pulmonaire. Le drainage continu des sécrétions au fur et à mesure qu'elles se produisent sera assuré par la méthode que nous préconisons, partant plus d'infection possible à distance, plus même d'infection locale. La plaie guérira comme toutes les plaies non infectées et bien pansées. Cette guérison rapide ne manque pas d'intérêt, car très souvent les opérations dont nous parlons ne sont pratiquées que chez des cancéreux dont les jours sont déjà comptés. La guérison rapide justifie l'intervention. Lorsque l'on est obligé de faire une section du maxillaire inférieur il importe aussi que cette fracture ouverte se transforme vite en fracture fermée. Une antisepsie soigneuse pourra seule mener à ce résultat.

En résumé, la trachéotomie préventive avec tamponnement du pharynx est la seule méthode qui nous permette de transformer en résultats presque certains les interventions sur la face et le pharynx. Elle mène à une guérison plus rapide, ce qui justifie des interventions que l'on repousserait autrement.

Les résultats de Kocher, de Barker peuvent être fournis à l'appui de ce que nous avançons. Barker obtint 3 succès sur 3 cas de résection de la langue.

Kocher a eu 10 succès sur 11 dans le traitement du cancer de la langue et 4 succès sur 5 dans la résection du pharynx pour cancer. Nous doutons fort que d'autres chirurgiens puissent présenter des succès semblables sans employer la trachéotomie préventive.

INDICATIONS DE LA TRACHÉOTOMIE PRÉVENTIVE

Nous allons maintenant terminer par l'examen des avantages que présente la trachéotomie préventive dans les diverses opérations pour lesquelles nous la conseillons. Nous préciserons ses indications et nous montrerons quelles facilités elle peut souvent apporter au manuel opératoire, que l'on opère un cancer de la langue, un polype naso-pharyngien ou autres tumeurs.

Il est un premier point que nous mettrons en évidence, c'est que toutes les opérations dont nous allons parler pourront se faire facilement au bistouri. La méthode sanglante a détrôné aujourd'hui toutes les autres, car l'instrument tranchant est le seul qui ne modifie pas la couleur des tissus ou leur consistance. Lui seul permet de voir bien clairement ce que l'on fait pendant le cours d'une opération.

Les plaies qu'il laisse après lui guérissent aussi plus rapidement que les plaies produites par l'écraseur ou le galvanocautère, et si l'on délaisse le bistouri chez nous dans les grosses interventions sur la face et le pharynx, c'est que l'on craint l'hémorrhagie. La trachéotomie préventive nous débarrasse de ces craintes.

Puisque la peur du sang ne nous inquiète plus, il va sans dire que nous repousserons toutes les opérations préliminaires tentées pour diminuer l'hémorrhagie, telles que la ligature temporaire ou permanente de la carotide. Outre qu'elle n'empêche pas la complication à laquelle elle est chargée de veiller, cette méthode n'a jamais donné que des résultats déplorables puisqu'elle a fait perdre à M. Polaillon deux malades sur quatre.

Examinons maintenant quel profit résulte pour les opérations sur la langue de l'emploi de la trachéotomie préventive. Nous ne conseillerons pas, bien entendu, de faire usage de ce procédé pour tous les cancers de la langue. Lorsque la tumeur occupe la pointe de l'organe et que l'opération se limitera à enlever sa portion mobile, il est tout à fait inutile. L'hémostase est toujours facile à faire dans ces cas, et les suites opératoires sont toujours favorables, ainsi que nous l'a appris la longue expérience des maîtres. Mais si le cancer occupe la moitié postérieure de la langue et principalement sa base, si la tumeur envoie des prolongements vers le plancher de la bouche, vers le maxillaire inférieur ou du côté du voile du palais, alors la trachéotomie préventive est pour nous nettement indiquée, et à cause de l'hémorrhagie qui sera à redouter et à cause de l'infection qui pourra apparaître dans la suite.

Nous ne conseillerons pas de suivre une méthode opératoire plutôt qu'une autre. Toutefois les procédés qui attaquent la tumeur par la voie sus-hyoïdienne nous paraissent préférables lorsque l'on fait la trachéotomie préventive. Ces procédés donnent un accès facile vers la tumeur, ils permettent chemin faisant d'enlever les ganglions malades, de lier les linguales, et ils n'ont pas l'inconvénient d'intéresser le maxillaire. La guérison dans la suite se fait très rapidement. Kocher recommande de se montrer réservé dans la section du maxillaire inférieur, car il arrive que la consolidation se fait mal ou que le cal reste longtemps douloureux, ce qui gêne beaucoup le malade. Il est des cas cependant où il faudra le réséquer ou le sectionner simplement. Dans ce cas l'incision sous-maxillaire jouera le rôle d'incision exploratrice. On pourrait reprocher à la méthode sus-hyoïdienne de ne pas donner parfois un jour suffisant, ce qui porte à choisir plutôt le procédé de Roux-Sedillot, mais nous pensons que ce reproche n'est pas justifié lorsque l'on fait la trachéotomie, car alors il est facile de manœuvrer et par la bouche et par l'incision pratiquée sans craindre que le malade asphyxie.

Si nous regardons la trachéotomie comme nécessaire dans les interventions sur la base de la langue pour obtenir un bon résultat, à plus forte raison sera-t-elle indispensable quand il s'agira d'un cancer des parois du pharynx ou d'une autre tumeur. Sans elle nous considérons qu'il est impossible de faire quelque chose de sérieux et de profitable pour le malade, et l'on peut dire que de ce côté la trachéotomie préventive a considérablement agrandi le champ de l'intervention. En France, nous n'avons jamais été très enthousiastes de la chirurgie du pharynx et, à vrai dire, les résultats ne sont pas toujours encourageants, puisque Cheever finit par se demander s'il était bien utile d'opérer le cancer de l'amygdale à cause des récidives qu'il avait toujours vues apparaître très rapidement. Toutefois, il est des cas où le sort des malades a été amélioré et où l'on est arrivé à leur rendre la vie plus supportable. Comme la trachéotomie supprime les deux causes principales de mort : l'hémorrhagie et la broncho-pneumonie, et permet d'obtenir une guérison assez rapide, les indications opératoires se trouvent par là même étendues et il y a certainement des cas où il est tout à fait indiqué d'essayer une tentative, sinon pour guérir le malade au moins pour le soulager.

Les interventions sur le pharynx nous amènent à nous occuper des polypes naso-pharyngiens. S'il est une question qui a passionné les chirurgiens, c'est bien celle du traitement de ces tumeurs. De nature essentiellement bénigne, ne récidivant pas lorsqu'on les extirpe radicalement et ne gênant que par leur volume qui tend toujours à s'accroître et par les hémorrhagies auxquelles elles donnent fréquemment naissance, elles étaient faites pour exercer les tentatives. Malheureusement elles sont situées profondément et leur extirpation est souvent l'origine d'hémorrhagies qui anémient brusquement le malade ou déterminent chez lui, l'asphyxie par irruption du sang dans les bronches. C'est ce qui explique les nombreux procédés qui ont été proposés pour leur cure radicale.

« Il faut, dit Kirmisson, arriver sur la tumeur par une voie suffisamment large pour pouvoir agir à son aise, rapidement et sans danger, surtout pour combattre avec succès ces terribles hémorrhagies qui sont comme l'on sait le plus grand écueil à éviter. »

Les voies proposées sont au nombre de trois principales : la voie faciale, la voie nasale et la voie palatine que l'on a suivies tour à tour selon les idées régnantes. La voie faciale est certainement la plus commode, mais elle a un grand défaut, celui de déterminer un traumatisme assez grave et d'entraîner à sa suite des difformités parfois horribles et repoussantes. C'est ce qui fait qu'on n'y a recours aujourd'hui que le moins souvent possible.

La voie nasale constitue un traumatisme moins grave produisant des difformités moins apparentes, mais elle donne aussi moins de jour que la voie faciale.

Le nez récliné, on reste toujours assez distant du fond du pharynx, à 6 ou 7 centim. environ. Même en détruisant la cloison ou les cornets, c'est à peine si l'on voit dans la profondeur. C'est là un inconvénient sérieux en cas d'hémorrhagie. De plus, même après la résection de la cloison, on peut tout juste plonger un doigt dans le pharynx, au moins sur un cadavre ordinaire. Les polypes élargissent souvent cette voie, mais pas autant qu'on veut bien le dire.

La troisième voie est la voie palatine. Elle a l'avantage de réduire les opérations préliminaires à peu de chose et de ne pas entraîner de difformité consécutive, mais elle offre peut-être moins de facilités pour les manœuvres. Lorsque l'hémorrhagie apparaît, il est possible par la voie nasale et la voie faciale d'agir directement sur la tumeur et sans gêner la respiration. Ici, les difficultés sont plus grandes. Le tamponnement de la plaie ne peut guère être pratiqué efficacement à cause de la gêne respiratoire qu'elle produirait.

C'est pour ce motif que la voie palatine n'a jamais joui d'un bien grand crédit, excepté auprès de ceux qui ont fait usage des procédés de guérison lente. L'emploi de la trachéotomie préventive renverse tous les principes admis pour le traitement des polypes naso-pharyngiens. Puisqu'elle supprime complètement les dangers de l'hémorrhagie, il n'est plus nécessaire d'agir sur la tumeur par une large brèche et rapidement. A quoi bon réséquer partiellement ou complètement le maxillaire, à quoi bon réséquer temporairement les os du nez ? La voie palatine avec section du voile du palais ou résection même de la voûte palatine devient amplement suffisante. Quand on n'a pas à craindre l'hémorrhagie, rien n'est plus simple que d'introduire les instruments par cette voie, et rien n'est plus facile que de ruginer tout à son aise le pédicule de la tumeur.

Nous avons eu plusieurs fois l'occasion de voir pratiquer de cette façon l'extirpation des polypes naso-pharyngiens, et toujours l'opération a été très régulière. Il doit être bien rare de rencontrer un cas où l'extirpation totale de la tumeur soit impossible par cette voie.

L'opération terminée, si le pédicule a été bien ruginé, nous ferons immédiatement la suture du voile du palais. Grâce à l'antisepsie soigneuse que permet de faire la trachéotomie préventive, nous obtiendrons une guérison rapide et sûre. Les caractères fondamentaux qui doivent nous guider dans le choix d'une méthode thérapeutique, sont, d'après M. Verneuil, la facilité, la bénignité, l'efficacité. Or la méthode que nous conseillons réunit toutes ces qualités, et nous ne croyons pas qu'il y ait un autre procédé permettant d'agir radicalement avec plus de sécurité et occasionnant en même temps moins de délabrements.

Dans la résection du maxillaire supérieur, l'utilité de la trachéotomie paraît moins démontrée que dans les opérations dont nous venons de parler.

Avec les procédés d'hémostase préventive que Péan et Verneuil nous ont appris à mettre en œuvre, on arrive à limiter considérablement l'hémorrhagie. De plus, avec les moyens antiseptiques que nous possédons actuellement, nous réussissons assez bien à lutter contre l'infection consécutive. La cavité laissée par le maxillaire enlevé se prête à merveille au tamponnement. Aussi ne voyons-nous pas grand inconvénient à pratiquer sans trachéotomie une résection simple du maxillaire ou une résection pour tumeur limitée. Mais si la tumeur est volumineuse, vasculaire, si elle paraît avoir des ramifications étendues, ce qu'on peut prévoir assez souvent, s'il faut réséquer les deux maxillaires en totalité ou en partie, alors nous n'hésiterons pas à faire la trachéotomie. Nous la trouvons trop simple eu égard aux dangers que nous aurons à courir sans elle.

L'hémorrhagie pourra devenir redoutable et si l'hémostase préventive nous préserve convenablement des hémorrhagies superficielles, elle n'a plus d'action sur elles lorsqu'elles se font dans la profondeur. Lorsque par hasard la tumeur n'aura pu être enlevée en totalité à cause de son étendue, on se trouvera aussi en présence d'une vaste plaie qui aura tendance à suinter et à s'infecter. Le pansement occlusif trouvera alors son indication. De même, chez les individus affaiblis, la trachéotomie en limitant l'hémorrhagie, en évitant l'infection, sera susceptible de donner les meilleurs résultats.

Il est enfin une dernière catégorie d'opérations dans lesquelles la trachéotomie préventive peut quelquefois trouver son indication. Nous faisons allusion à l'urano-staphylorrhaphie. « Lorsqu'un enfant opéré meurt, dit le professeur Lannelongue (*affections congénitales*), il meurt de choc par suite d'hémorrhagie ou bien il meurt de bronchite, de bronchopneumonie, d'érysipèle, de gastro-entérite.

Le traumatisme opératoire seul ou avec un certain degré d'infection émanant de la bouche doit être considéré comme la cause directe de quelques-unes de ces affections qualifiées à tort d'intercurrentes.

Ces complications empêchent la suture de réussir et elles sont les principales causes de mort chez les enfants opérés trop jeunes. »

Nous ne voudrions pas cependant, en nous basant sur ces considérations, conseiller la trachéotomie préventive dans tous les cas d'uranoplastie, ce serait exagérer les indications de la méthode.

Toutes les fois que l'on peut tailler sur chaque moitié de la voûte palatine un lambeau assez étendu pour que réuni à son congénère il forme une bande de tissu notablement plus large que la fissure, l'opération se fait assez simplement sans qu'il soit nécessaire de se placer dans des conditions spéciales. Mais à côté de ces cas classiques, qui sont de beaucoup les plus nombreux, il en est d'autres que l'on observe de temps en temps et pour lesquels le chirurgien est tenté d'intervenir malgré l'étendue de la fissure et malgré le peu de largeur des lambeaux que l'on pourra emprunter à la voûte palatine. Nous avons vu dans un cas analogue essayer de prendre un gros lambeau de muqueuse pituitaire pour combler la fissure, mais à chaque fois l'hémorrhagie réapparaissait si abondante que le chirurgien refusa plus longtemps de continuer. Il nous semble que dans ce cas la trachéotomie préventive aurait permis de mener à bien l'opération. Hahn l'a utilisée deux fois dans des cas analogues (*Mém. de Palmie*).

En outre, lorsqu'à la suite d'uranoplastie il survient du sphacèle des lambeaux, ou bien lorsque dans une large perforation du palais il est impossible de trouver assez d'étoffe pour en pratiquer l'obturation, devrons-nous abandonner le malade à son sort ?

Il y a une méthode que l'on pourrait employer dans ces cas regardés jusqu'ici comme étant pour ainsi dire au-dessus des ressources de la chirurgie : c'est la greffe par la méthode italienne. La trachéotomie nous permettrait de faire cette tentative. Le malade respirant par sa canule, il est très facile de fixer un des bras au niveau de la bouche et de suturer une des extrémités du lambeau détaché soit aux lèvres, soit aux bords même de la fissure. Cette tentative qui n'a jamais été faite, autant que nous le sachions, mériterait d'être utilisée. Dans un cas de ce genre, Blasius a essayé, mais sans succès, d'amener un long lambeau frontal à travers le nez détruit jusque dans la perte de substance du palais. Nussbaum a renouvelé cette tentative. Il tailla aux dépens de la joue un lambeau formé de peau et de muqueuse ayant son pédicule à sa partie supérieure. Ce lambeau fut fixé par des sutures dans la perte de substance avivée. L'opération réussit. On ne voit pas a priori pourquoi la greffe par la méthode italienne ne réussirait pas. On ne refera jamais, certes, avec un lambeau de peau un voile du palais, mais nous jugeons que ce lambeau ne peut que remplacer avantageusement un obturateur.

CONCLUSION

Arrivé au terme de notre travail, après avoir essayé de réhabiliter autant que possible, après Redon, après Monod la méthode de la trachéotomie préventive en France, il nous semble légitime de faire appel de l'arrêt formulé contre elle par la Société de chirurgie en 1886. Les arguments invoqués à cette époque pour la repousser ont perdu à peu près toute leur valeur aujourd'hui.

La méthode a subi l'épreuve du temps et l'expérience a démontré qu'elle était bonne. Elle repose sur une base rationnelle, elle s'appuie sur des succès déjà nombreux et nous ne pouvons continuer à la rejeter pour ainsi dire de parti pris et sans l'avoir expérimentée.

Nous promettons à tous ceux qui l'emploieront la possibilité de faire avec sécurité des opérations réputées dangereuses et même impossibles et les plaies guériront avec rapidité, avec régularité. Ce sont les promesses que faisait M. Lucas-Championnière à ceux qui accepteraient la méthode de Lister. Il n'y a rien d'étonnant à ce que nous nous rencontrions avec notre maître, puisque la méthode de tamponnement de Kocher n'est en réalité que l'application de la méthode de Lister à la chirurgie de la bouche et du pharynx.

INDEX BIBLIOGRAPHIQUE

1829. **Ch. Bell.** — Lecons cliniques sur l'opération de la laryngotomie. *The London Med. Gaz.*, nov. 1829.

1844. **Ehrmann** (de Mulhouse).

1848. **Blandin.** — Obs. de polype naso-pharyngien. Trachéotomie faite au huitième jour. *Union médicale*, 1848.

1864. **Debrou.** — Obs. de pharyngotomie sous-hyodienne avec trachéotomie préventive. *Bul. de la Soc. de chir.*, 1864, 2e série, t. V, p. 153.

1867. **Billroth** — *Archiv. für Chir.*, 4 fév. 1867. Obs. de résection du maxillaire supérieur. Trachéotomie de nécessité.

1869. **Nussbaum.** — Eine temporäre tracheotomie. *Bayer ärtzl. intell. Bl.* 1869, no 47, et *Canstatt's Jahresbericht*, vol. II, p. 434, 1870.

1870. **Langenbeck.** — Ueber Pharyngotomia subhyoidea. Deux observations personnelles avec trachéotomie préventive. *Berl. klin. Wochen.*, 1870, nos 2 et 3.

1870. **Trendelenburg.** — Die tamponade der trachea. *Berl. klin. Wochen.*, 1870.

1871. **Below.** — Apparat welche die anesthesirung über Oberkieferresectionen ermöglicht. *Allgemein med. Centrallblattzeitung*, 1871, no 13.

1871. **Trendelenburg.** — Mittheilung in beziehung auf die Below'scher apparat zum ermöglichung des Anœsthesirung für Oberkieferresectionen *Centralbl. für die Med. Wissenschaften*, 1871, no 12.

1872. **Hueter.** — Tracheotomie und laryngotomie, in *Handbuch der Allgemeinen und Speciellen Chirurgie* von Pitha und Billroth, vol. III, 1re part., V Heft. Erlangen, 1872.

1872. **Beschorner.** — *Deutsche Zeit. für Chir.*, 1872.

1872. **Schönborn.** — Obs. de trachéot. prévent. pour tumeur de la joue, in *Berl. klin. Wochen.*, 1872, no 36.

1873. **Trendelenburg.** — Esfahrungen über die tamponade der trachea. *Arch. für klin. Chir.*, vol. XV, p. 353, 1873.

1873. **Paul Kans.** — *Du tamponnement de la trachée.* Thèse de Greifswald, 1873

1875. **A. Underhill.** — Polypes naso-pharyngiens. Trachéotomie préliminaire suivie de résection du maxillaire supérieur 15 jours après. Mort. In *British Med. Journ.*, vol. I, p. 343, 1875.

1875. **Lewis Pilcher.** — Quelques considérations sur la trachéotomie préliminaire avec une obs. de résection du maxillaire supérieur pour cancer. *New-York Med. Journ.*, 19 oct. 1875.

1875. **Rosenbach.** — Ein fall von Rundzellensarkom des Schlundes welches durch die Pharyngotomie subhyoidea entfernt wird. L'opération fut pratiquée par Baum, 12 jours après la trachéotomie. Guérison. *Berl. klin. Wochen.*, 20 et 27 sept. 1875, p. 519 et 531.

1876. **Braun.** — Obs. intéressante de résection des deux maxillaires supérieurs pratiquée par Simon d'Heidelberg. Trachéotomie préventive sans tamponnement de la trachée, in *Arch. für klin. Chir.*, vol. XIX, 4e fascic., p. 728, 1876.

1877. **Busch.** — Lipome lobulé rétro-pharyngien. Trachéotomie préliminaire pratiquée 15 jours avant l'opération fondamentale. *Berl. klin. Wochen.*, 1877, p. 178.

1877. **Burow.** — Sarcoma der epiglottis. Pharyngotomia ubhyoidea. Heilung, *Berl. klin. Wochen.*, 1877, p. 101.

1877. **L. Ratton.** — Cancer des fosses nasales. Laryngotomie. *Lancet*, 1877, vol. II, p. 648.

1878. **Redon.** — Th. de Paris, 1878, sur la *Bronchotomie.*

1878. **Cheever.** — Cancer de l'amygdale. Extirpation par incision externe. *Boston Med and Surg. Journ.*, 1878, vol. XCIX, p. 133. Cheever fit dans le cas présent la trachéotomie préventive. En 1869, il eut l'occasion déjà d'enlever un cancer de l'amygdale par la même méthode, mais il ne dit pas si la trachéotomie fut pratiquée.

1879. **Langenbeck.** — Communication sur l'extirpation du pharynx faite au VIIIe congrès de la Soc. all. de Chir., 3 obs. avec trachéot. prél. Voir *Arch. für klin. Chir.*, t. XXIV, 824, 1879. Dans la discussion consécutive, Billroth, Kolaczek, Kœnig, Gussenbauer, Thiersch, Genzmer relatèrent des observations analogues. Voir *Berl. klin. Wochen.*, p. 246 28 avril 1879.

1879. **Barker.** — Amputation de la langue. Trachéotomie préalable. *British Med. Journ.*, 26 avril 1879.

1879. **Barker.** — Trois cas d'extirpation de la langue précédés de la trachéot. Considérations étendues sur la trachéot. prél. *Lancet*, vol. II, p. 234 et 260, 1879.

1879. **Semon.** — *Monatschrift für Ohrenheilkunde*, 1879.

1879. **Kirmisson.** — Thèse de doctorat *Sur les opérations préliminaires.* Paris, 1879.

1879. **Azzio Caselli.** — Ablation d'un granulome infiltré du larynx, du pharynx, du voile du palais et des amygdales. Trachéotomie préventive, in *Raccogliatore medico*, 1879, et *Gaz. hôp.*, 1880, p. 1100.

1879. **Ed. Rose.** — Ueber die anhaltend tiefe Narkose bei blutigen Mundoperationen. *Arch. für klin. Chir.*, vol. XIV, p. 824, 1879.

1880. **Kocher.** — Ueber radical heilung des Krebses. *Deutsche Zeitschrift für Chir.*, p. 135, vol. XIII, 1880. Ce mémoire contient 5 obs. de pharyngotomie et 11 obs. de cancer de la langue où la trachéot. prél. fut employée.

1880. **Verneuil** et **Krishaber.** — *Gaz. des hôpitaux*, 1880, p. 1122 et 1147. Ablation du maxillaire, tubage laryngien. — Voir aussi *Encyclopédie internationale de chirurgie*, vol. II, 1883, p. 230, une figure de l'appareil.

1880. **Mac Ewen.** — Obs. cliniques sur l'introduction d'un tube de caoutchouc dans le larynx pour éviter les dangers de l'hémorrhagie dans les opérations sur la face, 4 obs. *British Med. Journ.*, 24 juil. 1880.

1880. **Fritsch.** — Tamponnement de la trachée. *Wiener Med. Wochen.*, n° 7, 1880, a trait surtout à la diphtérie.

1880. **Langenbuch.** — Laryngotomie sous-hyoïdienne. *Berl. klin. Wochen.*, 1880, p. 63.

1880. **G. A. Peters.** — Notes sur quatre cas de tumeurs du pharynx. *New-York Med. Record*, 20 nov. 1880.

1880. **Solis Cohen.** — Pharyngotomie sous-hyoïdienne. *Arch. of laryngology*, vol. I, p. 188, 1880.

1880. **A. Jorry.** — *Sur l'anesthésie dans les opérations sur la face qui exposent à l'entrée du sang dans les voies aériennes.* Thèse de Paris, 1880.

1881. **A. Landerer.** — Sur l'extirpation du pharynx et du larynx. *Deutsche Zeits. f Chir.*, 1881.

1881. **Novaro.** — Résection du pharynx. Giorn. della Accad. di med. di Torino, 1881. *Centralblatt für Chir.*, 1881, tom. XIII, 654.

1881. **C. Weil.** — Grosse Rachengeschwülste, ausgegangen vom gallertkern des zweiten oder dritten intervertebral ligaments der Halswirbelsaüle. Extirpation durch laterale pharyngotomie, in *Zeits. für Heilk.*, 1881, p. 6

1882. **Cheever.** — Cancer de l'amygdale. Extirpation par incision externe. *Revue de Hayem*, vol. XXI, p. 704, 1882.

1882. **Michael.** — Des résultats obtenus actuellement par le tamponnement permanent de la trachée. Comm. au XIIe congrès des chirurgiens allemands. *Arch. für klin. Chir.*, 1882 et *Berl. klin. Wochen.*, 7 mai 1883.

1883. **Schoenborn.** — Tamponnement de la trachée suivi de gangrène mortelle, XII cong. des chir. all. *Berl. klin. Wochen.*, 14 mai 1883.

1883. **Langenbuch.** — Du tamponnement permanent du larynx à l'aide de tampons indépendants de la canule. XIIe cong. chir. all. 1883. *Berl. klin. Wochen.*, 14 mai 1883.

1883. **Israël.** — Exstirpatio pharyngis carcinomatosi. *Berl. klin. Wochen.*, 29 oct 1883, et *Rev. Hayem*, vol. XXIII, 1884, p. 739.

1883. **Bull.** — Extirpation de la langue, des glandes sous-maxillaires et sublinguales de la paroi latérale du pharynx par la méthode de Kocher ; guérison. *Med. News*, 24 nov. 1883.

1883. **Schüller.** — Ueber verhütung der Schluckpneumonien bei Operationen am Larynx. *Centralblatt für Chir.*, 1883, n° 12.

1883. **Mac Burney.** — Comm. sur la trachéotomie préliminaire, discussion consécutive. A voir compte rendu de la Soc. de chir. de New-York, in *New York Med. Journal*, 1883.

1884. **Wheeler W. I.** — Cases of Pharyngotomy. *Dublin Journ. of Med. sciences* 1884, mai, p. 385.

1885. **Axel Iversen.** — Ueber pharyngotomia subhyoidea. Comm. importante faite à la Soc. de méd. de Copenhague, résumé in *Centralbl. für Chir.* 1885, t. XII, p. 547, 9 cas de pharyngotomie.

1885. **Stimson.** — Epithélioma de la langue. Trachéot. prévent. New York surg. Society, 27 oct. 1885, à voir compte rendu in *New York Med. Journ.*

1885. **Küster.** — Zur behandlung der Carcinom der Wangen schleimhaut und der Seitenwand der Pharynx. *Deutsche Med. Wochen.*, n° 50, 1885.

1886. **Castex.** — Des tumeurs malignes de l'arrière-gorge. *Rev. de chir.*, 1886, p. 44, 130.

1886. **Monod.** — Trachéotomie préventive pour l'ablation d'un cancer du plancher de la bouche. *Bullet. de la Soc. de chir.*, vol. XII, p. 126 et 140. Discussion consécutive.

1886. **W. Grant.** — Cas d'excision de la langue pour un épithélioma à travers le triangle digastrique. Trachéotomie prélim. *Edinburg Med. Journ.*, mai 1886, p. 1041.

1886. **Mikulicz.** — Die Seitliche Pharyngotomie behufs. Exstirpation maligner geschwülste der Tonsillar gegend. *Deutsche Med. Wochen.*, 1886, p. 157.

1886. **Weir.** — Extirpation totale de la langue par le procédé de Kocher. New-York surg. Society ; 12 juin 1886 ; consulter le *New York Med. Journal*, 1886.

1887. **Annandale.** — Etude sur la trachéotomie prél. *Edinb. Med. Journ.*, mars 1887.

1887. **Butz.** — De la trachéotomie préventive. *Petersburger Med. Wochen.*, n° 40, 1887.

1887. **Lange.** — Sarcome du pharynx extirpé par la résection partielle et la luxation du maxillaire inférieur. Voir dans le *New York Med. Journal*, le compte rendu de la Soc. de chir. de New-York du 23 février.

1888. **Jean Palmie.** — Du tamponnement de la trachée à l'aide de la canule à éponge pressée de Hahn. Statistique de 48 obs. *Berl. klin. Wochen.*, p. 663 et 688. Voir p. 757 une lettre de Michael très intéressante au sujet de la canule de Hahn. Réponse de Palmie à Michael, p. 797.

1888. **Kirmisson.** — Traitement chirurgical du cancer de la langue. Nécessité d'une antisepsie rigoureuse avant l'opération. *Bull. méd.*, sept. 1888.

1888. **Charters Symonds.** — Epithélioma de la bouche, ablation de l'amygdale et d'une partie du voile du palais, du pharynx et de la langue. Trachéotomie prél. *British Med. Journ.*, 1er vol., juin 1888, p. 1272.

1888. **Jacobson.** — Traitement du cancer de la langue. Méthodes principales. 6 cas de trachéotomie préventive. *American Journ. of Med. scien.*, sept. 1888, p. 232.

1889. **Schulten.** — Sarcome de la racine de la langue. Trachéotomie. Ligat des linguales. Opération sus-hyoïd., in *Finska lakär Handlingar*, 1889.

1889. **J. Bryant.** — 255 cas d'extirpation du maxillaire supérieur. *New York Med. Journ.*, 15 fév. 1889.

1889. **Mac Leod.** — Tumeur fibreuse du pharynx. Trachéotomie. *Lancet*, 23 mars 1889, vol. I.

1889. **Lediard.** — Lymphosarcome de l'amygdale. Laryngotomie. Énucléation. Récidive dans les glandes cervicales, guérison. *Lancet*, 23 nov. 1889, p. 1058.

1889. **Lebec.** — Ablation de la langue, du voile du palais, de l'amygdale gauche, résection du maxillaire. Trachéotomie préliminaire. Mort. *Gaz. des hôp.*, 8 oct. 1889.

1890. **Cheever.** — Opération pour un sarcome rétro-pharyngien. *Brit. Med. Journ.*, vol. I, 15 fév. 1890.

1891. **Lange.** — Sarcome rétro-pharyngé. Trachéot. prél. *New-York surg. Soc.*, avril 1891. Voir *New-York Medical Journ.*, 1891. Autre cas présenté le 14 mars : Epithélioma du pharynx.

1891. **Benno Laquer.** — Cancer primitif du pharynx. Pharyngot. sous-hyoïd. trachéot. prél. Mort sans récidive, 9 mois après l'opération. C'est le 28e cas publié en fait d'intervention pour tumeur maligne du pharynx. *Berl. klin. Wochen.*, 27 oct. 1890, p. 987, et *Rev. de Hayem*, 15 oct. 1891, p. 701

1891. **Tietze**, assistant de Fischer. — Erfahrungen über die Operationen an den Luftwegen. *Deutsche Zeit. für Chir.*, vol. XXXII, p. 439, 1891.

1891. **Waller Whitehead.** — A hundred cases of entire excision of the tongue. *British. Med. Journ.*, 2 mai 1891.

Consulter en outre les ouvrages suivants :

M. Torres. — *Traqueotomia y laryngotomia.* Buenos-Ayres, 1880.

Erichsen. — *Science and art of Surgery*, 2 vol. London.

A. Barker. — *Manual of surgical operations*, 1 vol. London, 1887.

A. Gerster. — *Aseptie and antiseptie surgery.* London, 1888.

Holmes. — *System of surgery.* London.

Kœnig. — *Traité de pathol. ext.* (trad. franç.) : vol. I.

The Reference Handbook of the medical sciences. New-York, 1889. (Art. *Tongue, Tonsils, Pharynx, Tracheotomy, Jaws*).

Duplay et **Reclus**, vol. V.

Encyclopédie internationale de chirurgie. (Art. Langue, Polypes naso-pharyngiens).

Forgue et **Reclus.** — *Traité de thérapeutique chirurgicale.*

F. Treves. — *Manual of surgical operations*, 2 vol. Londres, 1891

TABLE DES MATIÈRES.

IMPRIMERIE LEMALE ET Cie, HAVRE

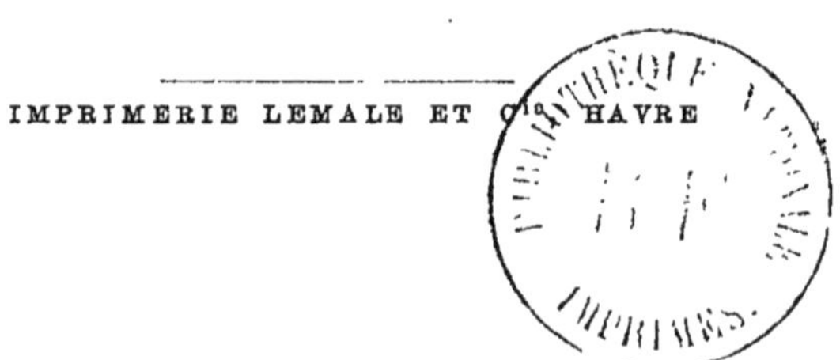

www.ingramcontent.com/pod-product-compliance
Ingram Content Group UK Ltd.
Pitfield, Milton Keynes, MK11 3LW, UK
UKHW021552260726
13993UKWH00002B/799

9 782329 164755